Laurène Varin

Les parasites gastro-intestinaux du cheval

AF060605

Laurène Varin

Les parasites gastro-intestinaux du cheval

Description, cycles parasitaires, traitements.
Enquête auprès des propriétaires de chevaux de la région Est

Presses Académiques Francophones

Impressum / Mentions légales
Bibliografische Information der Deutschen Nationalbibliothek: Die Deutsche Nationalbibliothek verzeichnet diese Publikation in der Deutschen Nationalbibliografie; detaillierte bibliografische Daten sind im Internet über http://dnb.d-nb.de abrufbar.
Alle in diesem Buch genannten Marken und Produktnamen unterliegen warenzeichen-, marken- oder patentrechtlichem Schutz bzw. sind Warenzeichen oder eingetragene Warenzeichen der jeweiligen Inhaber. Die Wiedergabe von Marken, Produktnamen, Gebrauchsnamen, Handelsnamen, Warenbezeichnungen u.s.w. in diesem Werk berechtigt auch ohne besondere Kennzeichnung nicht zu der Annahme, dass solche Namen im Sinne der Warenzeichen- und Markenschutzgesetzgebung als frei zu betrachten wären und daher von jedermann benutzt werden dürften.

Information bibliographique publiée par la Deutsche Nationalbibliothek: La Deutsche Nationalbibliothek inscrit cette publication à la Deutsche Nationalbibliografie; des données bibliographiques détaillées sont disponibles sur internet à l'adresse http://dnb.d-nb.de.
Toutes marques et noms de produits mentionnés dans ce livre demeurent sous la protection des marques, des marques déposées et des brevets, et sont des marques ou des marques déposées de leurs détenteurs respectifs. L'utilisation des marques, noms de produits, noms communs, noms commerciaux, descriptions de produits, etc, même sans qu'ils soient mentionnés de façon particulière dans ce livre ne signifie en aucune façon que ces noms peuvent être utilisés sans restriction à l'égard de la législation pour la protection des marques et des marques déposées et pourraient donc être utilisés par quiconque.

Coverbild / Photo de couverture: www.ingimage.com

Verlag / Editeur:
Presses Académiques Francophones
ist ein Imprint der / est une marque déposée de
OmniScriptum GmbH & Co. KG
Heinrich-Böcking-Str. 6-8, 66121 Saarbrücken, Deutschland / Allemagne
Email: info@presses-academiques.com

Herstellung: siehe letzte Seite /
Impression: voir la dernière page
ISBN: 978-3-8416-3103-9

Zugl. / Agréé par: Dijon,Université de Bourgogne,2014

Copyright / Droit d'auteur © 2015 OmniScriptum GmbH & Co. KG
Alle Rechte vorbehalten. / Tous droits réservés. Saarbrücken 2015

LISTE DES ABREVIATIONS

L1 : Larve de stade 1

L2 : Larve de stade 2

L3 : Larve de stade 3

L4 : Larve de stade 4

OMS : Organisation Mondiale de la Santé

PPP : Période prépatente

GLOSSAIRE

Période prépatente : cycle parasitaire complet de l'ingestion des larves infestantes à l'apparition d'œufs dans les fèces.

Artérite vermineuse : artérite du cheval due aux larves de *Strongylus vulgare*. Il y a épaississement et fibrose souvent dans l'artère mésentérique crâniale.

Monoxène: cycle évolutif ne faisant intervenir qu'un seul hôte.

Rhabditoïdes: Larves non infestantes.

Strongyloïdes: larves infestantes.

Infarcissement: nécrose hémorragique viscérale consécutive à une obstruction veineuse.

Cupuliforme: en forme de cupule.

Cyathostomose larvaire aigue: syndrome diarrhéique grave dû au désenkystement massif des larves des Cyathostomes.

Surpâturage: excès de « pression de pâturage » par des animaux, autrement dit une surexploitation des ressources végétales servant à l'alimentation de ces derniers.

Hétéroxène: cycle à plusieurs hôtes.

Entérite: inflammation de l'intestin grêle.

TABLE DES MATIERES

INTRODUCTION 10
A. Les parasites gastro-intestinaux fréquents du cheval 12
   I. Les *nématodes* 12
      1. Les ascaris 12
         a) Généralités 12
         b) Morphologie 12
         c) Répartition et Prévalence 13
         d) Cycle parasitaire 13
         e) Pouvoir pathogène 15
            i. Lésions 15
            ii. Symptômes 15
         f) Diagnostic 16
      2. Les oxyures 16
         a) Généralités 16
         b) Morphologie 16
            i. Morphologie de *Oxyuris equi* 16
            ii. Morphologie de *Probstmayria vivipara* 17
         c) Répartition et prévalence 17
         d) Cycle parasitaire 18
         e) Pouvoir pathogène 19
            i. Lésions 19
            ii. Symptômes 19
         f) Diagnostic 20
      3. Les strongles 21
         a) Grands strongles 21
            i. *Strongylus vulgaris* 21
               ✓ Généralités 21

- ✓ Morphologie 21
- ✓ Répartition et prévalence 22
- ✓ Cycle parasitaire 22
- ✓ Pouvoir pathogène 24
  - Lésions 24
  - Symptômes 25
- ✓ Immunité 26
- ✓ Diagnostic 26
  ii. *Strongylus edentus* et *Strongylus equinus* 26
  - ✓ *Strongylus edentus* 27
    - Morphologie 27
    - Cycle parasitaire 27
    - Pouvoir pathogène 29
      - Lésions 29
      - Symptômes 29
  - ✓ *Strongylus equinus* 30
    - Morphologie 30
    - Cycle parasitaire 30
    - Pouvoir pathogène 31
      - Lésions 31
      - Symptômes 31
  - ✓ Diagnostic de *S. edentatus* et de *S. equinus* 32
- b) Petits strongles 32
  - i. Généralités 32
    - *Cyathostomum catnatum* 33
    - *Cylicostephanus longibursatus* 33
    - *Cylicyclus nassatus* 33
    - *Poteriostomum imparidentatum* 33
  - ii. Morphologie 33

- iii. Répartition et prévalence 33
- iv. Cycle parasitaire 33
- v. Pouvoir pathogène 35
  - ✓ Lésions 35
  - ✓ Symptômes 36
- vi. Immunité 36
- vii. Diagnostic 37

4. Les strongyloïdes 37
   - a) Généralités 37
   - b) Répartition et prévalence 37
   - c) Morphologie 38
   - d) Cycle parasitaire 38
     - i. Phase exogène 38
     - ii. Phase endogène 39
   - e) Pouvoir pathogène 40
     - i. Lésions 40
     - ii. Symptômes 40
   - f) Diagnostic 41

II. Les Cestodes 41
  1. Tænias 41
     - a) Généralités 41
     - b) Morphologie 42
     - c) Répartition et Prévalence 43
     - d) Cycle parasitaire 43
     - e) Pouvoir pathogène 45
       - i. Lésions 45
       - ii. Symptômes 45
     - f) Diagnostic 46

III. Les Gastérophiles 47
  1. Généralités 47

2. Morphologie 48
3. Prévalence, Répartition 48
4. Cycle parasitaire 49
   a) Phase exogène 49
   b) Phase endogène 49
5. Pouvoir pathogène 51
   a) Symptômes 52
6. Diagnostic 52

B. Méthode de lutte contre les parasites gastro-intestinaux des chevaux 53
I. Traitement médicamenteux 53
   1. Mébendazole 53
      a) Propriétés pharmacodynamiques [37] 53
      b) Propriétés pharmacocinétiques [42] 54
      c) Formes pharmaceutiques 54
      d) Indication d'utilisation 54
      e) Posologie et administration 54
         i. TELMIN® granulés 55
         ii. TELMIN® pâte 55
      f) Précautions d'emploi 55
   2. Fenbendazole 55
      a) Propriétés pharmacodynamiques 56
      b) Propriétés pharmacocinétiques 56
      c) Formes pharmaceutiques 56
      d) Indication d'utilisation 56
      e) Posologie et administration 57
         i. PANACUR® 10 % et PANACUR® pâte 57
         ii. PANACUR® EQUINE GUARD 57
      f) Précaution d'emploi 57
   3. Moxidectine 58
      a) Propriétés pharmacodynamiques [47] 58

b)   Propriétés pharmacocinétiques [47] 58
   c)   Formes pharmaceutiques 59
   d)   Indication d'utilisation 59
   e)   Posologie et administration 60
   f)   Précaution d'emploi 60
   g)   Effets indésirables 60
4. Ivermectine 61
   a)   Propriétés pharmacodynamiques 61
   b)   Propriétés pharmacocinétiques 62
   c)   Forme d'utilisation 62
   d)   Indication d'utilisation 62
   e)   Posologie et administration 63
   f)   Précaution d'emploi 63
5. Praziquantel 63
   a)   Propriétés pharmacodynamiques 63
   b)   Propriétés pharmacocinétiques 64
   c)   Forme d'utilisation 64
   d)   Indication d'utilisation 64
   e)   Posologie et administration [50] 64
6. Pyrantel (sous forme d'embonate) 65
   a)   Propriétés pharmacodynamiques [52] 65
   b)   Propriétés pharmacocinétiques [52] 65
   c)   Forme d'utilisation 65
   d)   Indication d'utilisation 66
   e)   Posologie et administration 66
   f)   Précaution d'emploi 66
7. Dichlorvos 67
   a)   Propriété pharmacodynamiques 67
   b)   Propriété pharmacocinétiques 67
   c)   Formes d'utilisation 68

- d) Indication d'utilisation 68
- e) Posologie et administration 68
- f) Précaution d'emploi [54] 68
- g) Effets indésirables [54] 69
- II. Récapitulatif des différents vermifuges utilisés chez le cheval 70
- III. Protocole de traitement 71
  - 1. Mode d'administration 71
    - a) Voie orale 71
      - i. Pâte orale 71
      - ii. Forme liquide 72
      - iii. Forme solide 72
        - ✓ Granulés 72
        - ✓ Comprimés 72
    - b) Forme injectable 73
  - 2. Posologie 73
- IV. Individus et vermifuges 73
  - 1. Les poulains 73
  - 2. Poulinières 74
  - 3. Animaux reproducteurs 74
- V. Fréquence de vermifugation 74
  - 1. Cheval vivant au pré 75
  - 2. Cheval vivant au box 76
- VI. Mesures post-traitement 76
- VII. Conseils à l'officine 76
  - 1. Exemples de fiches conseils à distribués lors de la délivrance d'un traitement anthelminthique 78
    - a) Fiche sur les parasites gastro-intestinaux du cheval 78
    - b) Fiche conseil : Comment bien vermifuger son cheval 79
    - c) Fiche conseil : Exemples de vermifuges pour chevaux 80
- VIII. Chimiorésistance 81

1. Définition 81
2. Mécanisme de résistances 81
   a) Modifications comportementales 81
   b) Modifications des capacités de défense du parasite 81
   c) Modification des récepteurs aux anthelminthiques 82
3. Facteurs influençant la survenue de résistance aux antiparasitaires [61] 82
4. Fréquence de résistances aux anthelminthiques 83
5. Evaluation de l'efficacité du traitement anthelminthique 83
IX. Mesures d'hygiène 84
1. Prophylaxie 84
2. Entretien des pâtures [64] 85
3. Entretien des écuries 86

C. Enquête auprès des propriétaires de chevaux sur leurs habitudes de vermifugation, et sur leurs connaissances vis-à-vis des parasites gastro-intestinaux des chevaux 87
I. Population cible 87
II. Questionnaire 87
Questionnaire sur la vermifugation des chevaux 87
III. Résultats et Discussion 89
1. Questions sur les habitudes de vermifugation des chevaux 89
2. Questions sur les connaissances 94
IV. Conclusion sur les résultats de l'enquête 100
CONCLUSION 101
ANNEXES 102
BIBLIOGRAPHIE 104
LISTE DES FIGURES 110
LISTE DES TABLEAUX 112

INTRODUCTION

Les parasites sont des organismes qui vivent aux dépens d'un hôte, lui portant ainsi préjudice. Chez le cheval, les parasites gastro-intestinaux représentent un problème de santé majeur, et peuvent engendrer des troubles graves pouvant conduire jusqu'à la mort du cheval. Parmi ces parasites on retrouve :

- Les vers ronds ou **Nématodes**, comprenant les grands strongles, les petits strongles, les ascaris, les oxyures et les strongyloides.
- Les vers plats ou **Cestodes**, incluant les Ténias et principalement *Anoplocephala perfoliata.*
- Les larves de mouches ou **Gastérophiles**.

Afin de limiter les populations de parasites, il existe un large éventail de vermifuges. L'acte de vermifugation est couramment pratiqué par les vétérinaires, mais aussi par les propriétaires eux-mêmes, sans avis médical. Les vétérinaires et pharmaciens doivent informer l'utilisateur du traitement le mieux adapté pour leur animal, pour une efficacité optimale du traitement. En effet, la vermifugation du cheval doit être un acte réfléchi car des phénomènes de résistances aux antiparasitaires se développent ces dernières années. C'est le cas notamment pour certains parasites comme les Cyathostomes qui présentent de plus en plus de résistances vis-à-vis des benzimidazolés. Ainsi, les recommandations actuelles visent à réaliser une vermifugation sélective, basée essentiellement sur un élément diagnostic: la coprologie.

Dans une première partie, nous rappellerons les principales caractéristiques des parasites gastro-intestinaux des chevaux.

Dans la deuxième partie, nous aborderons les traitements anthelminthiques, et les mesures pour lutter contre ces parasites.

La dernière partie de ce travail sera consacrée aux résultats d'une enquête réalisée auprès des propriétaires de chevaux de la région Est. L'analyse de ces résultats nous permettra de faire le point sur les habitudes concernant la vermifugation des chevaux, ainsi que sur les connaissances des propriétaires concernant le parasitisme gastro-intestinal du cheval.

A. Les parasites gastro-intestinaux fréquents du cheval

I. Les nématodes

1. Les ascaris

a) Généralités

L'ascaridose du cheval est une affection parasitaire très répandue et principalement observée chez les jeunes équidés de moins de 2 ans d'âge. Un seul parasite, *Parascaris equorum*, est responsable de cette affection. Il existe en effet une réponse immunitaire vis-à-vis des larves de *Parascaris equorum* qui n'est pas assez développée chez les poulains et les jeunes sujets de moins de 1 an, alors que cette immunité est beaucoup plus importante chez les adultes. [1]

b) Morphologie

L'ascaris est le plus grand ver rond isolé du cheval. De couleur blanc jaunâtre il mesure entre 15 et 50 cm de long sur 8 mm de large. Les œufs ont une surface irrégulière, et possèdent une coque épaisse.

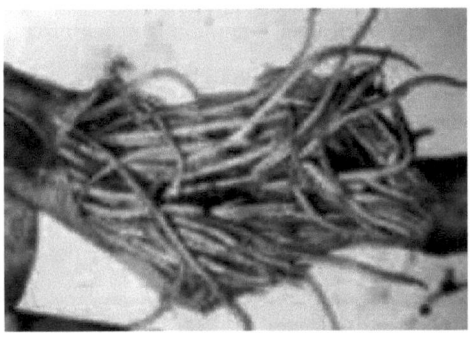

Figure 1 : *Parascaris equorum* à l'état adulte [2]

c) Répartition et Prévalence

Parascaris equorum est un parasite cosmopolite en Europe, en Amérique du nord et du sud. La prévalence chez les adultes est de 10 à 20 % alors que chez les jeunes chevaux elle atteint 40 à 50 %. [3]

d) Cycle parasitaire

Les adultes vivent non fixés dans la lumière de l'intestin grêle proximal des chevaux. Ils se nourrissent du chyme intestinal. La quantité importante parfois retrouvée chez les jeunes équidés peut former des pelotes et provoquer des obstructions intestinales. Après fécondation, les femelles sont extrêmement prolifiques et pondent jusqu'à 200.000 œufs par jour, mais de façon très irrégulière.

Ces œufs (90 à 100 µm de diamètre) sont protégés par une coque épaisse qui leur permet de résister de façon durable (jusqu'à 2 ans) dans le milieu extérieur à la dessiccation et au froid. Lorsque les conditions optimales sont réunies (température de 35°C et hygrométrie supérieur à 80%), ces œufs évoluent pour donner naissance en 2 semaines à des larves infestantes L2 qui restent protégées à l'intérieur de la coque (œufs larvés).

La contamination du cheval se fait par absorption d'herbe contaminée par ces œufs contenant les larves L2.

Après ingestion, ces larves infestantes L2 émergent des œufs et traversent la paroi intestinale du cheval, puis se transforment en larves L3 et effectuent une première migration vers le foie en empruntant la veine porte. Elles séjournent en moyenne une semaine dans le parenchyme hépatique et gagnent les veines hépatiques puis la veine cave d'où elles vont cheminer, toujours par voie sanguine, vers les alvéoles pulmonaires. A ce niveau, elles se transforment en larves L4 et se retrouvent dans le mucus trachéo-bronchique.

Lors des expectorations elles remontent jusqu'au pharynx et sont dégluties dans l'œsophage pour se retrouver dans l'estomac, puis dans l'intestin où elles achèvent leur maturation et se transforment en adultes. [4]
La période **prépatente** dure de 10 à 16 semaines.

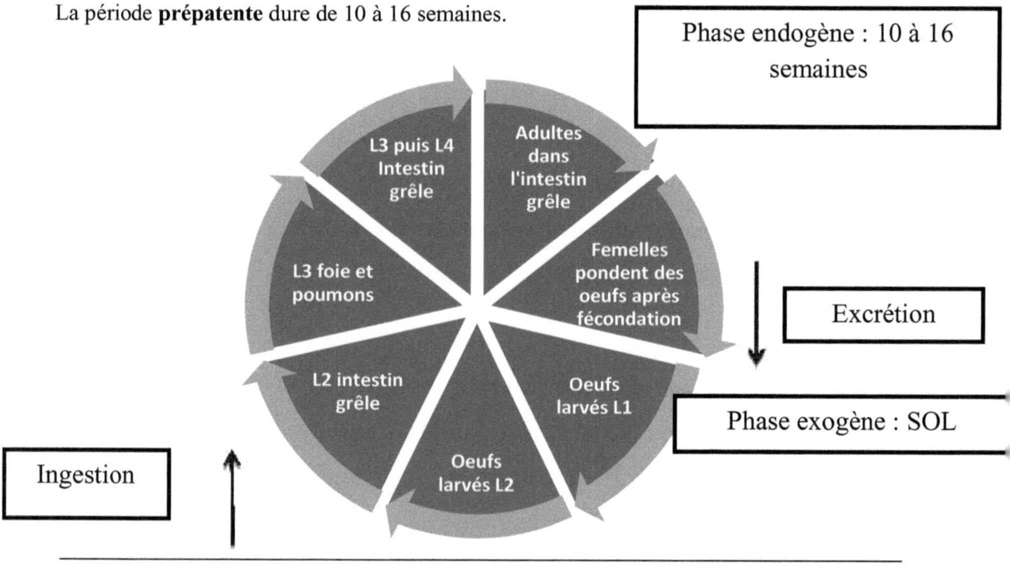

Figure 2 : Cycle parasitaire de *Pascaris equorum*

e) Pouvoir pathogène

i. Lésions

La migration des larves à travers le parenchyme hépatique et pulmonaire provoque la formation d'hémorragies et de lésions fibreuses. Bien que ces lésions hépatiques et pulmonaires guérissent assez rapidement, elles constituent cependant un handicap pour les capacités fonctionnelles du poulain pendant une période cruciale de son développement.

Les lésions intestinales varient en fonction du degré d'infestation par les adultes. Elles vont de lésions d'inflammation de la muqueuse digestive jusqu'à l'occlusion voire la perforation intestinale.

ii. Symptômes

Les signes cliniques sont très variés, et sont donc particulièrement observés chez les poulains. On note des troubles respiratoires comme de la toux et du jetage nasal, qui signent le passage des larves au niveau pulmonaire. Le contenu interne des ascarides est fortement allergène.

Les signes respiratoires sont en partie liés à des phénomènes d'hypersensibilités, localisés au niveau du tissu pulmonaire. Des complications de type broncho-pneumonie peuvent également survenir. La présence des adultes au niveau intestinal va se manifester par un certain retard de croissance, un pelage terne et piqué, des épisodes diarrhéiques, des coliques d'intensité variable, de l'apathie, de l'anorexie, des troubles tendineux et osseux. Un mauvais état général du cheval peut être la conséquence d'une infestation par des ascaris car ceux-ci étant chymivores, ils consomment une grande quantité de calcium, phosphore, oligo-éléments (zinc, cuivre), vitamines et glucose. Ce pouvoir spoliateur explique les retards de croissance, les troubles cutanés, mais aussi la fragilisation ostéo-tendineuse. [5]

f) Diagnostic

Les symptômes étant peu caractéristiques, il n'existe pas de diagnostic clinique spécifique. La présence des adultes de *P. equorum* peut être visualisée par endoscopie digestive. Un examen coproscopique permet de mettre en évidence les œufs caractéristiques de ce parasite digestif. Il est conseillé d'effectuer ces examens coproscopiques de façon régulière (2 à 3 fois par an) pour évaluer la situation parasitaire. [6]

2. Les oxyures
a) Généralités

L'oxyurose chez le cheval est une affection parasitaire relativement bénigne qui touche essentiellement les animaux adultes, vivant en box. Il existe chez les équidés deux parasites de la famille des Oxyuridés: *Oxyuris equi et Probstmayria vivipara*.

Ces oxyures sont spécifiques des équidés et il n'existe aucune transmission interspécifique. Pour rappel, l'oxyurose humaine est due à *Enterobius vermicularis*, et cette espèce est spécifique de l'homme.

b) Morphologie
i. Morphologie de *Oxyuris equi*

Oxyuris equi est un parasite du gros intestin et du rectum des Equidés. Il existe un très net dimorphisme sexuel chez les adultes. Les mâles mesurent de 9 à 12 mm de long et ont une extrémité caudale obtuse avec un spicule grêle et étroit.

La femelle peut mesurer jusqu'à 15 cm de long et sa partie arrière se rétrécit très graduellement pour former une queue qui, à elle seule, peut mesurer trois fois la longueur du corps.

Les vers sont de couleur rouge brunâtre. [7]

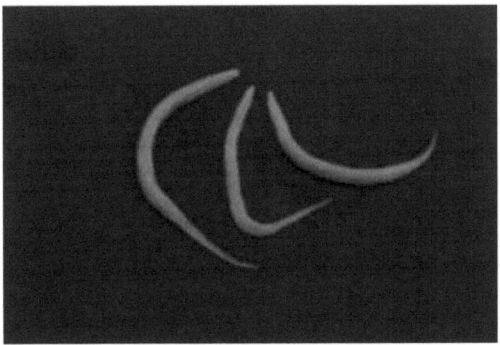

Figure 3:*Oxyuris Equi* à l'état adulte [8]

ii. **Morphologie de *Probstmayria vivipara***

Probstmayria vivipara est de taille beaucoup plus petite (environ 3 mm de long). Il ne possède pas de réel pouvoir pathogène, il ne fera pas l'objet d'une étude plus avancée.

c) Répartition et prévalence

Oxyuris equi est un parasite cosmopolite rencontré sur tous les continents, et même s'il est souvent décrit comme étant un parasite commensal des équidés, il peut provoquer des lésions cutanées péri-anales susceptibles de s'infecter.

La prévalence de ce parasite est très variable, on le retrouve préférentiellement chez les chevaux vivant au box.

Oxyuris equi peut être observé chez plus de 25 % des équidés, alors que la prévalence de *Probstmayria vivipara* est beaucoup plus faible. [9]

d) Cycle parasitaire

Les adultes d'Oxyuris *equi* vivent fixés sur la muqueuse intestinale du caecum et du colon. Les femelles fécondées migrent vers l'anus et pondent leurs œufs en grande quantité (milliers d'œufs), agglutinés dans une substance adhésive de couleur ocrée. Les œufs sont à coques minces, ovoïdes, légèrement asymétriques avec une sorte d'opercule à l'un des pôles mesurent 90 µm sur 40 µm.

En quelques heures (24h), ces œufs deviennent infestants avec la formation de larves L1 puis de larves L3 en 4 à 5 jours. Les œufs infestants vont se répandre dans tout l'environnement de l'animal, adhérant aux abreuvoirs, mangeoires, murs, sol, etc… Ils seront ingérés par l'animal en même temps que la nourriture, la litière, l'eau souillée.

Les œufs embryonnés donnent naissance à des larves de stade L4 qui se fixent sur la muqueuse intestinale et s'y nourrissent de sang (couleur rougeâtre) puis évoluent en adultes dans un délai d'environ 50 jours.

La période prépatente est de l'ordre de 5 mois. [10].

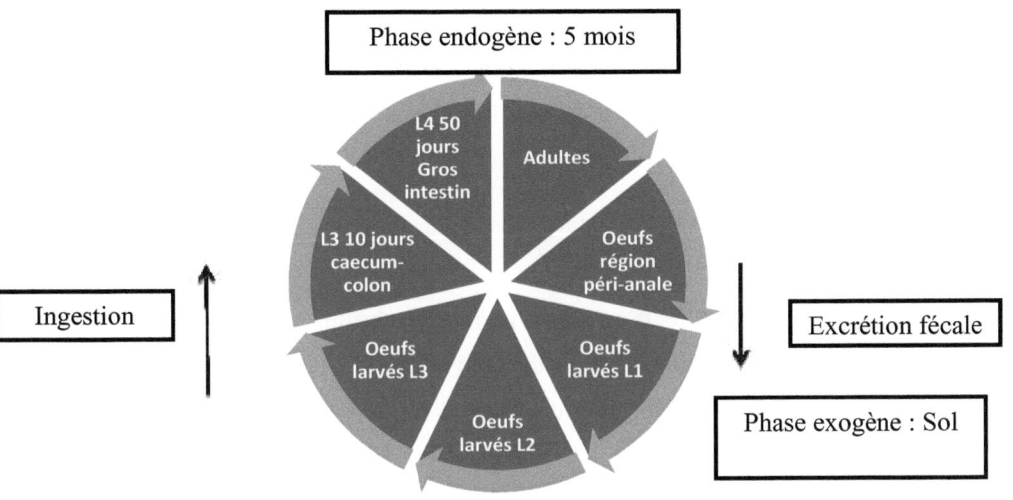

Figure 4:Cycle parasitaire d'*Oxyuris equi*

e) Pouvoir pathogène

i. Lésions

Les lésions sont observées lors d'un parasitisme important et correspondent à des lésions inflammatoires de la muqueuse du gros intestin.

Les lésions cutanées sont assez caractéristiques : elles se caractérisent par la présence d'un enduit ocracé au niveau de la marge anale.

ii. Symptômes

Les symptômes les plus fréquemment retrouvés sont dus à l'irritation provoquée par les masses d'œufs collés sur la peau en région péri-anale. Cette irritation peut être à l'origine d'un prurit intense. L'animal va alors se gratter la queue contre les mangeoires ou les abreuvoirs. Il s'en suit une dépilation plus ou moins importante de la queue avec souvent des lésions d'excoriation cutanée.

Ces lésions cutanées peuvent alors se transformer en plaies pouvant se compliquer d'infections. Ce n'est que lors d'une infestation massive que l'on retrouvera des troubles digestifs.

f) Diagnostic

La présence d'amas d'œufs en région péri-anale, ainsi que des lésions au niveau de la queue sont pathognomiques de l'oxyurose. L'examen microscopique de ces amas permet l'identification des œufs d'*Oxyuris equi*. La coproscopie est peu spécifique, et l'examen de référence est le « scotch-test ». [11] Cette méthode est relativement simple, elle consiste à appliquer d'une bande adhésive au niveau des plis radiés de l'anus préalablement déplissés. Le ruban est ensuite collé sur une lame pour être examiné au microscope.

3. Les strongles

a) Grands strongles

Les grands strongles font partie des principaux parasites gastro-intestinaux du cheval.

i. *Strongylus vulgaris*

✓ Généralités

La strongylose équine à *Strongylus vulgaris* est une parasitose digestive responsable d'une affection sévère chez le cheval, appelée « **artérite vermineuse** ». Ce sont surtout les larves de *S. vulgaris* qui, au cours de leur migration vont provoquer des lésions et les signes cliniques responsables de cette affection. A l'heure actuelle, les traitements anthelminthiques sont très efficaces contre cette affection, mais il n'est pas rare d'observer cette parasitose lorsque le programme de vermifugation est réalisé de manière non raisonnée. *Strongylus vulgaris* reste le grand strongle le plus répandu et le plus pathogène.

✓ Morphologie

Strongylus vulgaris est un ver de forme cylindrique, de couleur brun rougeâtre. Les adultes mâles mesurent 1.5 à 4 cm de long, avec un diamètre d'environ 2 mm, les femelles peuvent mesurer jusqu'à 6 cm de long.

La capsule buccale est relativement grande et munie de dents coniques assurant la fixation du ver sur la muqueuse digestive. La cuticule est rigide car formée de collagène, et sert de protection contre les attaques du système digestif.

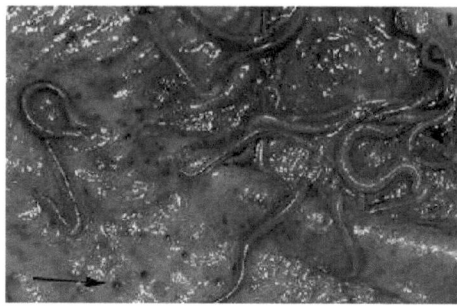

Figure 5: *Strongylus vulgaris* à l'état adulte [12]

Les œufs de *Strongylus vulgaris* sont ellipsoïdes, segmentés, et mesurent environ 90 sur 55 µm.

✓ Répartition et prévalence

Strongylus vulgaris est un ver cosmopolite : cependant son cycle de développement varie en fonction des conditions climatiques. [13]

✓ Cycle parasitaire

Comme tous les strongles du cheval, *Strongylus vulgaris* à un cycle **monoxène** et semi-direct. Le cycle semi-direct comporte une phase de développement libre sur le pâturage puis un cycle larvaire avec migration dans les tissus de l'hôte. Les larves vont se développer avant de retourner dans le gros intestin pour devenir adultes.

Après fécondation, les femelles pondent des œufs qui sont éliminés dans les crottins.

Lorsque les conditions climatiques sont favorables (température comprise entre 8°C et 38°C et humidité suffisante), les œufs répandus dans les crottins se transforment en quelques jours (5 à 7 jours) en larves **rhabditoïdes** L1 puis en larves **strongyloïdes** L2 qui se transforment à leur tour en larves strongyloïdes infestantes L3.

Ces larves L3 peuvent survivent longtemps sur le sol, même dans des conditions climatiques extrêmes. La présence de larves L3 est maximale en fin de printemps et d'été, minimale en hiver. Elles sont ingérées par le cheval en même temps que la nourriture ou l'eau souillée. Elles perdent leur enveloppe au niveau de l'intestin grêle et traversent la muqueuse intestinale. Les larves L3 muent en larves L4 mesurant 1 à 2 mm en 3 à 7 jours, puis migrent dans les petites artérioles de l'intestin et atteignent les artères coliques et caecales puis l'artère mésentérique crâniale. La présence de ces larves L4 peut entraîner la formation de thrombus car leur taille va progressivement augmenter en quelques mois pour atteindre 1 à 2 cm.

Les larves L4 muent ensuite pour donner des adultes immatures qui vont émerger des thrombus et retourner via la voie sanguine vers la paroi intestinale pour former des nodules. Ces nodules libèreront les parasites dans l'intestin et les adultes immatures évoluent au stade mature en 6 à 8 semaines.

La période prépatente est de 6 à 7 mois. [14]

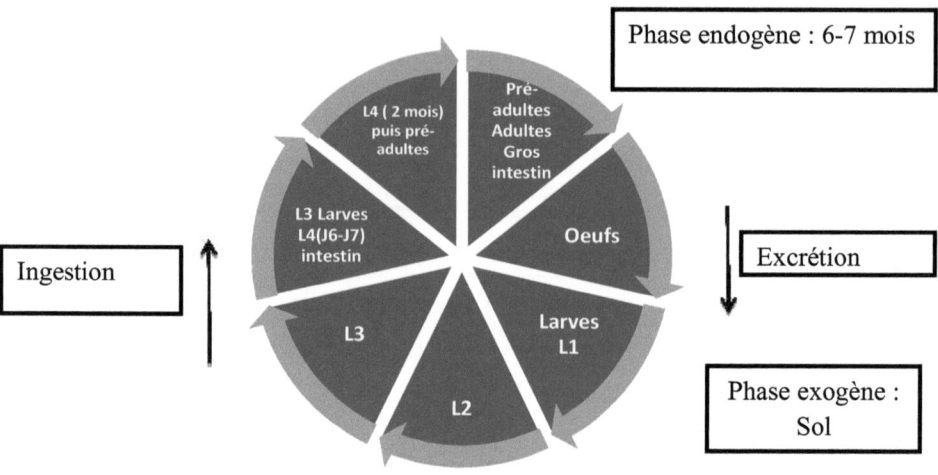

Figure 6: Cycle parasitaire de *Strongylus vulgaris*

✓ **Pouvoir pathogène**
- **Lésions**

Les lésions sont fonction de la quantité et de la localisation des larves. Les lésions les plus fréquentes sont des thromboses et des épaississements des artères mésentériques crâniale et iléo-caeco-colique. Les ischémies et infarctus des vaisseaux intestinaux entraînent des lésions de nécrose et d'infarcissement localisées au niveau du caecum et du colon. Dans des cas très rares, une dilatation artérielle se crée en amont de la zone de rétrécissement correspondant à l'artérite vermineuse. Il s'agit d'un véritable anévrisme susceptible d'entraîner la mort de l'animal par hémorragie interne.

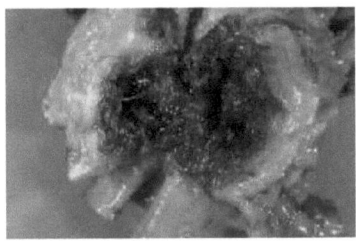

Figure 7: Thrombus dans l'artère mésentérique d'un cheval [16]

- **Symptômes**

La gravité des symptômes s'exprime lorsque les larves atteignent le système artériel, on observe tout d'abord une réaction inflammatoire de l'endothélium des artères favorisant la formation de thrombus, entrainant une oblitération de l'artère mésentérique. Ce processus inflammatoire se nomme « artérite vermineuse » du fait de l'épaississement de l'intima des artères et un rétrécissement du calibre artériel.

Les symptômes observés sont :

-une fatigue récurrente.

-une anorexie associée à des coliques plus ou moins sévères.

-parfois une hyperthermie.

Chez les jeunes sujets non immunisés, on peut observer un syndrome abdominal aigu avec des coliques intenses se terminant par la mort en quelques jours. Ces signes cliniques sont dus à la nécrose de l'intestin.

Lors d'une localisation peu spécifique de *Strongylus vulgaris*, des cas d'insuffisance cardiaque (thrombus dans l'artère coronaire), boiteries intermittentes à chaud (thrombus dans l'artère fémorale et iliaques), orchites (thrombus dans l'artère spermatique) ont été observés.

Les adultes fixés sur la muqueuse intestinale ont un rôle pathogène mineur.

- ✓ **Immunité**

Au fur et à mesure des infestations une immunité de type humorale va se développer, mais elle n'est jamais complète, elle n'assure pas une protection contre les réinfestations mais limite la gravité chez les chevaux n'ayant jamais été en contact avec *Strongylus vulgaris*.

- ✓ **Diagnostic**

Le diagnostic clinique est peu spécifique et les symptômes peu significatifs. Devant une perte de poids, une mauvaise croissance, ou lors de surpâturage, une forte suspicion de strongylose peut être envisagée.

La coprologie est peu spécifique et ne permet pas de différencier les œufs de *S. vulgaris* des autres strongles digestifs. La coproculture permet le développement des larves infestantes L3 dont la diagnose est beaucoup plus aisée.

Une palpation par voie trans-rectale ou un examen échographique permet de déceler la présence d'anévrisme de l'artère mésentérique.

L'orientation de diagnostic est évoquée lors d'une anémie, éosinophilie, augmentation des béta-globulines.

ii. ***Strongylus edentus* et *Strongylus equinus***

Les affections à *Strongylus edentus* et *Strongylus equinus* bien moins répandues que les affections à *S. vulgaris* ne sont pas négligeables.

✓ *Strongylus edentus*

- **Morphologie**

Les adultes de *Strongylus edentus* sont des vers ronds, les mâles mesurent entre 23 et 28 mm de long sur 1.3 à 1.5 mm de large et les femelles de 33 à 44 mm de long sur 1.6 à 2.2 mm de large.

La capsule buccale est de type cupuliforme et est dépourvue de dents. *S. endentatus* n'est pas hématophage mais se nourrit en aspirant des fragments de la muqueuse intestinale et peut en consommer 4 à 20 grammes par jour.

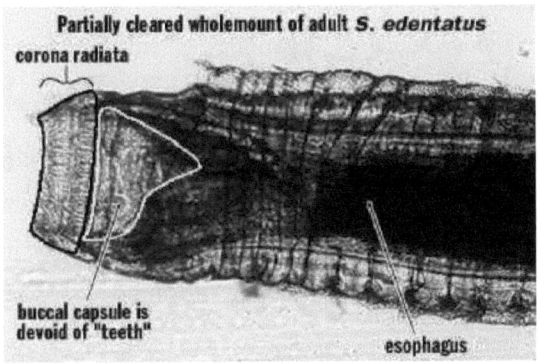

Figure 8: *S. edentatus* à l'état adulte [17]

- **Cycle parasitaire**

Après fécondation, les femelles pondent des œufs qui sont éliminés dans les crottins. Lorsque les conditions climatiques sont favorables (température comprise entre 15°C et 27°C et l'hygrométrie proche de la saturation), les œufs donnent naissance à des larves rhabditoides de stade 1 L1 qui se transforment en quelques jours en larves strongyloides non infestantes L2 qui muent à leur tour, sans quitter leur enveloppe, en larves strongyloides infestantes de stade 3 L3.

Cette maturation à lieu en 5 à 10 jours si les conditions climatiques sont respectées.

Le stade L2 peut être latent le temps d'avoir des conditions favorables, la survie des larves peut durer plusieurs mois même à des températures proche de 0°C si l'hygrométrie est suffisante.

Les larves L3 sont ingérées par l'animal en même temps que les aliments ou l'eau souillée, elles perdent leur enveloppe dans l'intestin grêle et traversent la muqueuse intestinale. Les larves L3 de Strongylus edentatus appelées « Strongles hépato-péritonéal » migrent par voie sanguine dans le foie ou elles se transforment en larves L4. Ces larves L4 vont ensuite migrer vers le péritoine entre les feuillets des ligaments hépatiques et envahir la paroi du flanc en position sous péritonéale.

Dans cette localisation les larves forment une masse œdémateuse dans laquelle elles évoluent en adultes immatures qui vont cheminer vers la paroi de caecum et du colon. Les pré-adultes vont ensuite rejoindre la paroi intestinale où ils forment des nodules pour devenir des adultes matures en 6 à 8 semaines.

La période prépatente est de 11 mois. [18]

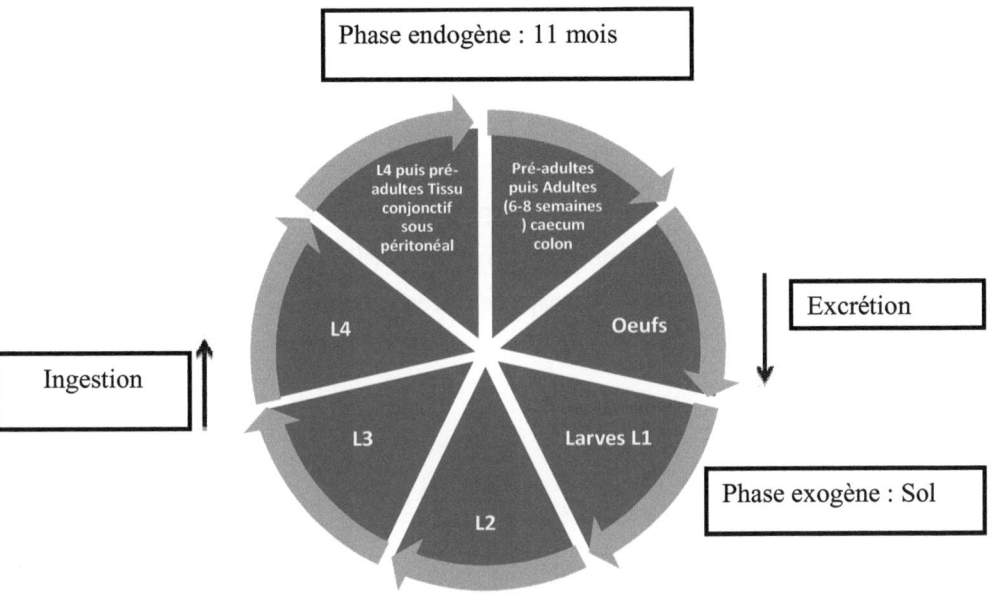

Figure 9: Cycle parasitaire de *Strongylus edentatus*

- **Pouvoir pathogène**
- **Lésions**

Les adultes fixés à la muqueuse intestinale provoquent la formation d'ulcères et d'hémorragies locales. La migration des larves entraîne des hémorragies au niveau péritonéal.

- **Symptômes**

Pour *Strongylus edentus*, la localisation des larves au niveau du péritoine du flanc droit entraîne des douleurs locales, ainsi qu'une démarche hésitante avec une appréhension à mobiliser le postérieur droit. Lors d'une infestation massive, les signes de péritonite peuvent être importants : ventre dur, douleur intense, et le cheval peut mourir en état de choc.

✓ *Strongylus equinus*

- **Morphologie**

Les adultes de *S. equinus* sont beaucoup plus grands, les mâles mesurent de 26 à 35 mm de long sur 1.1 à 1.3 mm de large et les femelles de 38 à 55 mm de long sur 1.8 à 2.25 mm de large. La capsule buccale est ovale et porte des dents coniques.

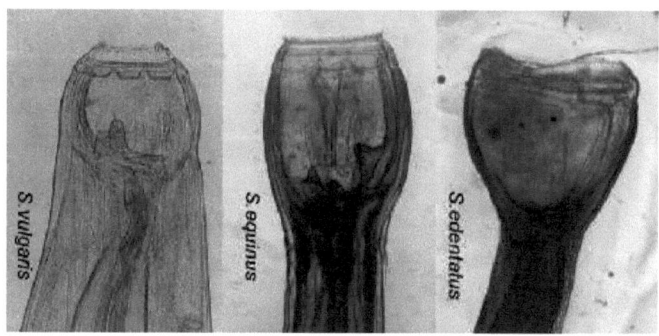

Figure 10: *S.vulgaris*, *S.equinus* et *S.edentatus* adultes [19]

- **Cycle parasitaire**

Les larves L3 de *Strongylus equinus* pénètrent dans la paroi du caecum et du côlon et forment un nodule sous-séreux, puis muent en larves L4 au bout de 15 jours. Les larves L4 traversent ensuite le péritoine viscéral pour migrer vers le foie avant de se transformer en adulte immature. Ces pré-adultes retournent ensuite vers le gros intestin en passant au travers du pancréas, qui est en contact avec le caecum et le col au niveau du hiatus de Winslow.

La période prépatente est de 9 mois.

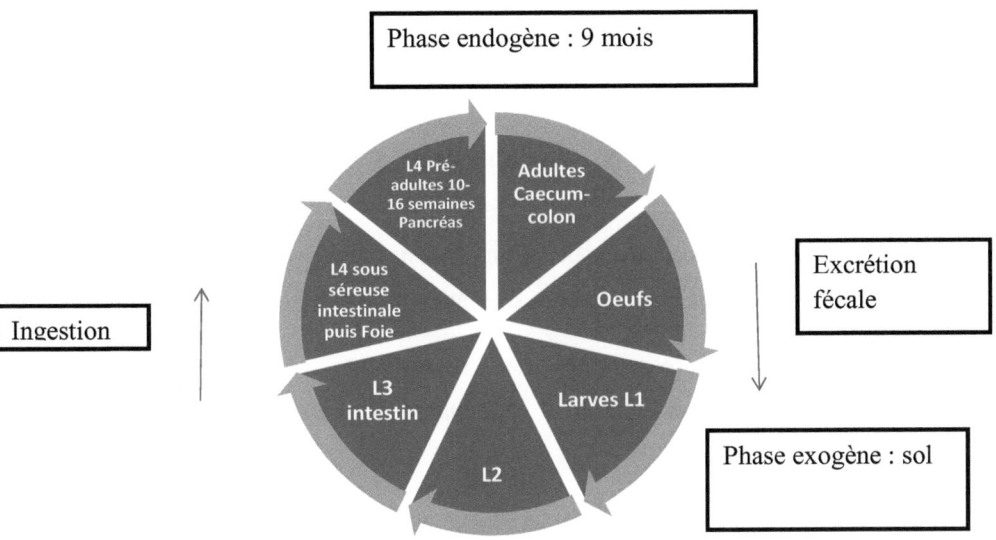

Figure 11: Cycle parasitaire de *Strongylus equinus*

- **Pouvoir pathogène**
- Lésions

Les adultes fixés à la muqueuse intestinale provoquent la formation d'ulcères et d'hémorragies locales. La migration des larves entraîne des lésions de sclérose et de fibrose du parenchyme hépatique avec formation de kystes pancréatiques.

- Symptômes

L'infestation à *Strongylus equinus* est souvent plus discrète et peu de signes cliniques sont observés, à l'exception d'une hyperéosinophilie.

Lors d'une infestation massive chez le jeune cheval, une strongylose digestive peut provoquer des signes cliniques plus marqués comme un retard de croissance, une cachexie, des coliques à répétition, et parfois le décès de l'animal.

✓ **Diagnostic de *S. edentatus* et de *S. equinus***

Le diagnostic clinique est peu spécifique, et dans la majorité des cas on observe une double infestation avec présence de grands strongles et de petits strongles.

Les examens coproscopiques ne permettent pas de différencier morphologiquement les œufs de *S. edentatus* et *S. equinus* de ceux des autres strongles digestifs.

La coproculture permet le développement des larves infestantes L3 dont la diagnose est plus aisée. [18]

b) Petits strongles
i. Généralités

Les petits strongles ou **cyathostomes** représentent actuellement le parasitisme intestinal le plus fréquent de l'espèce équine. Principalement pathogènes à l'état larvaire et localisés essentiellement dans la muqueuse intestinale, leur présence en très grand nombre entraîne des syndromes diarrhéiques sévères ainsi que des coliques.

Plus de 50 espèces de cyathostomes existent [20], mais moins de 12 sont fréquemment observées chez le cheval.

On considère que 4 espèces représentent 80 à 90 % de la population totale des cyathostomes pathogènes chez le cheval :

- *Cyathostomum catnatum*
- *Cylicostephanus longibursatus*
- *Cylicyclus nassatus*
- *Poteriostomum imparidentatum*

ii. **Morphologie**

Les adultes mesurent 5 à 7 mm de long et 0.18 à 0.23 mm de large, leur capsule buccale en tronc de cône est équipée d'un nombre variable d'éléments longs, étroits et pointus permettant leur fixation sur la muqueuse digestive.

iii. **Répartition et prévalence**

Une étude [21] menée dans trois pays européens : Italie, Royaume-Uni et Allemagne a permis d'évaluer le taux d'infestation des équidés par les cyathostomes et la distribution chez ces animaux des différentes espèces de cyathostomes. Au total, les fèces de 61,8% contenaient des œufs de cyathostomes. Les 5 espèces les plus fréquemment détectées étaient *C. nassatus* (87,2%), *C. longibursatus* (86,2%), *C. catinatum* (81,3%), *C. goldi* (78,4%) et *C. pateratum* (75,5%), ce qui confirme des études réalisées ultérieurement [22,23,24]. On considère en général que tous les équidés en pâture sont virtuellement infestés, bien qu'une grande variabilité individuelle existe.

iv. **Cycle parasitaire**

Comme tous les strongles du cheval, les cyathostomes ont un cycle direct comportant une phase de développement libre sur le pâturage puis un cycle larvaire avec migration dans les tissus de l'hôte, durant lequel les larves vont se développer avant de retourner dans le gros intestin pour devenir adultes.

Les adultes représentent moins de 10 % de la population totale.

Après la fécondation, les femelles pondent des œufs qui sont éliminés dans les matières fécales.

Lorsque les conditions climatiques sont favorables (température comprise entre 18 et 30°C, avec un optimum à 25°C, hygrométrie de l'ordre de 80 %), les œufs répandus dans les crottins humides se transforment en quelques jours en larves rhabditoïdes L1, puis en larves strongyloïdes L2 qui muent à leur tour sans quitter l'enveloppe en larves strongyloïdes infestantes L3. Cette maturation peut se faire en 2 à 3 jours, et on estime qu'environ 70 % des œufs donnent naissance à des larves infestantes si le climat est optimal.

Les larves L3 peuvent survivre longtemps dans le milieu extérieur, même à des températures proches de 0°C. Dans les régions tempérées, les hivers doux n'entraînent pas la destruction de ces larves L3. Les larves L3 migrent à partir des crottins pour envahir l'herbe environnante, et les chevaux ingèrent ces larves avec les végétaux. Elles perdent leur enveloppe dans l'intestin grêle et se localisent au niveau des glandes de Liberkühn du caecum et du côlon. Elles en traversent le fond et se retrouvent dans la muqueuse et la sous muqueuse intestinale.

Certaines espèces *(C. cylicocyclus , C. gyalocephalus)* peuvent atteindre la couche musculaire de la paroi intestinale.

- Soit elles vont se mettre en hypobiose (stade IL3) et peuvent rester à l'état quiescent de quelques mois à quelques années. Dans les pays tempérés, ce phénomène est surtout observé en hiver.

- Soit elles vont évoluer directement en 8 à 10 semaines vers un stade plus tardif puis muer en un stade L4 primaire au moment de leur sortie du nodule kystique.

Les formes IL3 enkystées et en hypobiose se montrent insensibles à l'action de tous les anthelminthiques du fait de la mise en sommeil de leur métabolisme. [18]

Après leur émergence du kyste, les larves L4 se transforment en stade 5 ou pré-adultes pour donner ensuite la forme adulte.

La période prépatente est en moyenne de 6 à 14 semaines pour le cycle direct sans hypobiose.

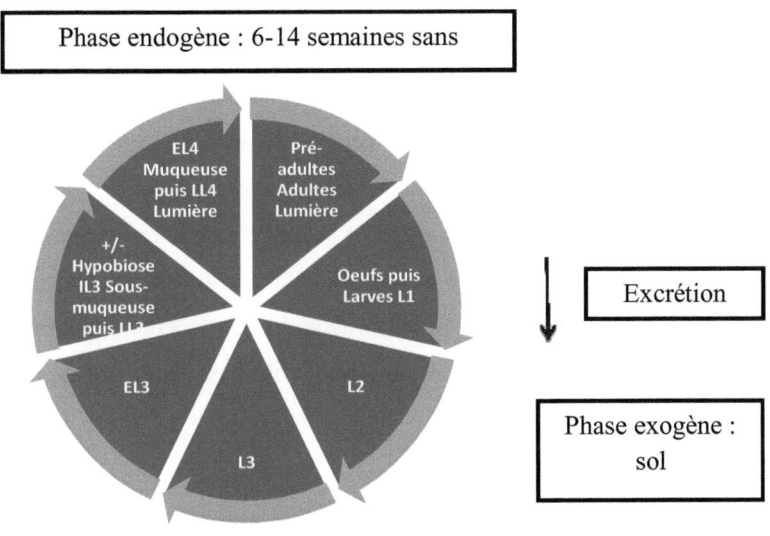

Figure 12: Cycle parasitaire des Cyathostominés

v. **Pouvoir pathogène**

✓ **Lésions**

Les adultes provoquent des lésions discrètes au niveau de la muqueuse intestinale se limitant à de petites ulcérations localisées aux sites de fixation. Les larves enkystées apparaissent comme de petits points gris clair (1 mm de diamètre) dans la muqueuse rose. L'examen de ces lésions est facilité si la muqueuse est observée au-dessus d'une forte source lumineuse. Dans les formes diarrhéiques, des lésions plus importantes de la muqueuse intestinale sont observées (ulcérations, épaississement et congestion de la muqueuse).

✓ Symptômes

Au début du printemps, l'émergence rapide et en masse des larves qui étaient en hypobiose entraînent un syndrome de diarrhée profuse d'apparition très brutale appelé **cyathostomose larvaire aigue**.

Cette diarrhée est plus fréquente chez le jeune cheval et s'accompagne le plus souvent d'un amaigrissement progressif, de coliques modérées ou intenses, d'une hyperthermie modérée ainsi que des œdèmes des membres. Sans traitement approprié, la mort peut survenir en quelques semaines par cachexie. Le réveil de l'hypobiose se fait dès l'apparition d'une température favorable, mais il peut survenir quelque soit la période, à la suite d'une immunodépression passagère des chevaux : entrainement, mise bas, stress, grippe... [25]

vi. Immunité

Une certaine immunité vis-à-vis des cyathostomes va se développer lentement, au fur et à mesure des infestations. Cette immunité de type humorale augmente avec l'âge, mais il n'a pas été possible d'effectuer une corrélation positive entre le taux des anticorps produits vis-à-vis des antigènes somatiques des parasites et le niveau de protection contre des ré-infestation. Par contre, certains essais expérimentaux ont montré que des chevaux adultes préalablement contaminés par des cyathostomes se montrent résistants au parasite lors de ré-infestations et ce quelle que soit la forme parasitaire.

La quantité de larves présente chez le cheval se trouvera à son maximum en automne. Plusieurs observations font en effet état de plusieurs dizaines de milliers de larves des stades L3 et L4. [26]

vii. Diagnostic

Le diagnostic clinique est non spécifique. Dans la grande majorité des cas, on observe une double infestation : grands strongles et petits strongles. Une forte suspicion de strongylose digestive sera formulée lors de surpâturage, d'une perte de poids, d'une mauvaise croissance, ou bien d'une anémie.

Les examens coproscopiques ne permettent pas de différencier morphologiquement les œufs de cyathostomes de ceux des autres strongles digestifs. [27] Dans les épisodes diarrhéiques aigus on peut observer la présence de petits strongles dans les matières fécales.

4. Les strongyloïdes

La strongyloïdose ou anguillulose est une affection parasitaire intestinale touchant essentiellement les poulains nouveau-nés.

a) Généralités

Les strongyloïdes sont des vers fins comme des cheveux. Les seules formes parasites sont les femelles parthénogénétiques qui vivent dans l'intestin grêle on s'enfonçant dans la sous muqueuse. Le seul parasite est *Strongyloides westeri*.

b) Répartition et prévalence

Strongyloides westeri est un parasite cosmopolite rencontré sur tous les continents. Même lors d'infestations massives, les chevaux adultes semblent peu importunés par ce parasite. Par contre le pouvoir pathogène est beaucoup plus marqué chez le nouveau-né. [28]

c) Morphologie

Strongyloides westeri est un nématode appartenant au genre *Strongyloïdes*. Il mesure entre 0.7 et 0.9 mm de long sur 0.05 mm de diamètre.

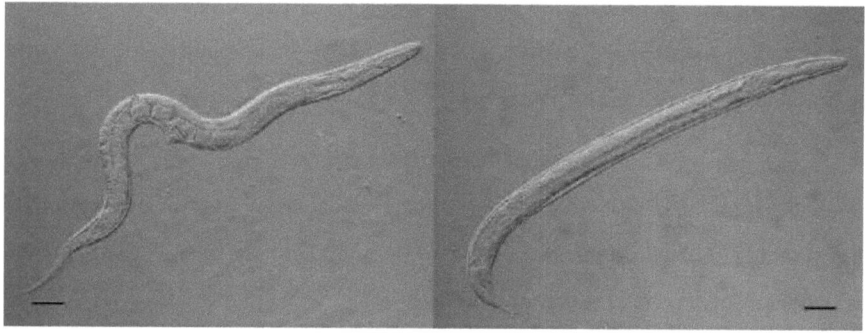

Figure 13: *Strongyloides westeri* à l'état adulte [29]

d) Cycle parasitaire

La particularité de ces parasites est d'avoir deux cycles possibles de reproduction :

- Soit un cycle parasitaire à partir de femelles parthénogénétiques
- Soit un cycle indirect à partir d'adultes mâles et de femelles libres.

i. Phase exogène

Les chevaux éliminent soit des œufs contenant des larves L1 soit directement des larves L1 rhabditoïdes.

Dans le milieu extérieur, lorsque les conditions climatiques sont optimales, les larves peuvent évoluer selon deux cycles :

- Soit un cycle direct : Les larves rhabditoïdes subissent deux mues successives et se transforment en larves strongyloïdes infestantes (L3) qui pénètrent chez l'hôte par voie transcutanée ou par ingestion.
- Soit un cycle indirect: Les larves rhabditoïdes après quatre mues successives se transforment en adultes les et femelles, qui après fécondation dans le milieu extérieur, pondent des œufs qui évoluent en larves rhabditoïdes hétérozygotes (L1) puis en larves strongyloïdes infestantes (L3) qui pénètrent dans l'hôte de la même façon.

ii. **Phase endogène**

Une fois dans l'organisme du cheval, les larves strongyloïdes L3 cheminent par voie sanguine ou à travers les tissus jusqu'aux poumons où elles évoluent en larves L4, puis gagnent la trachée et l'intestin grêle, par déglutition, où elles donnent naissance à des femelles parthénogénétiques en quelques jours.

Une quantité non négligeable de larves cheminent à travers les tissus et se localisent au niveau de la glande mammaire, et peuvent passer dans le colostrum et le lait, ce qui constitue la principale voie de contamination pour le poulain nouveau-né. Dans ce cas, il ne s'écoule que 10 à 15 jours entre la première tétée et la présence d'œufs dans l'intestin du poulain.

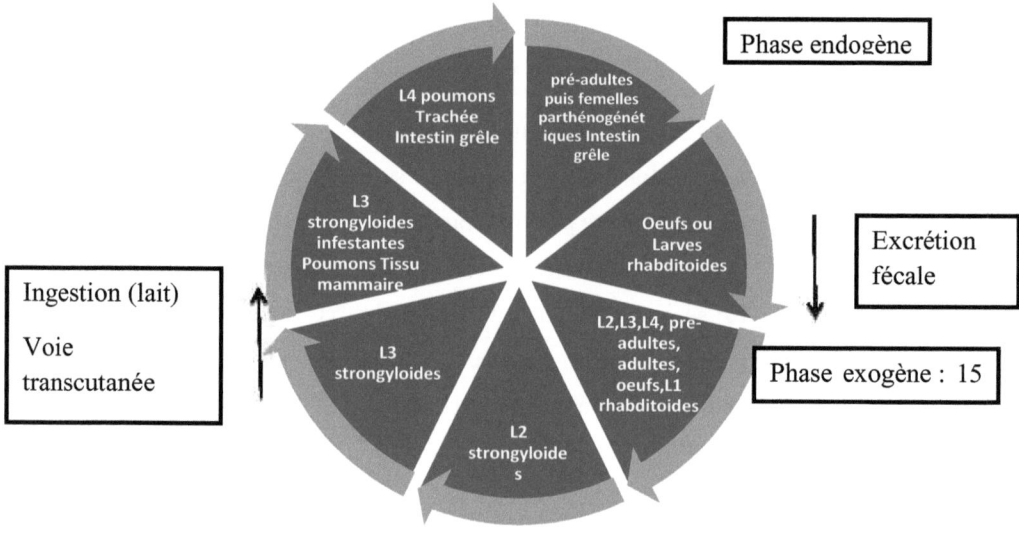

Figure 14: Cycle évolutif de *Strongyloides westeri*

e) Pouvoir pathogène

i. **Lésions**

Les larves de *S. westeri* provoquent une forte réaction inflammatoire de la muqueuse intestinale.

ii. **Symptômes**

Lors d'une infestation massive, les poulains sous la mère présentent une diarrhée aigüe, le plus souvent incoercible avec une déshydratation rapide et importante, un amaigrissement et une anémie pouvant provoquer la mort du poulain. Ces signes cliniques apparaissent le plus souvent entre le 9ème et le 13ème jour de vie du poulain.

f) Diagnostic

L'examen coproscopique permet de mettre en évidence les œufs embryonnés ou la présence de larves rhabditoides, essentiellement chez le poulain.

En effet, les examens coproscopiques effectués chez la jument sont le plus souvent négatifs, les larves étant en quasi-totalité concentrées au niveau de la mamelle.

II. Les Cestodes

Une cestodose est une parasitose provoquée par divers espèces d'anoplocéphalidés de la classe des cestodes, c'est à dire des vers plats et segmentés. Ce sont des parasites obligatoires à cycle **hétéroxène**. Le cestode adulte vit dans le tube digestif et se nourrit par pinocytose dans les téguments.

1. Tænias

a) Généralités

Les 3 espèces de tænias couramment rencontrées au stade adulte chez le cheval sont :

- *Anoplocephala perfoliata*

- *Anoplocephala magna*

- *Paranoplocephala mamillana*

Ces parasites adultes se situent surtout dans la lumière de l'intestin grêle où ils se nourrissent surtout de chyme chez le cheval et l'âne. L'espèce la plus couramment répandue, *Anoplocephala perfoliata*, peut se concentrer de part et d'autre de la valvule iléo-cæcale.

b) Morphologie

Ce sont des vers plats et segmentés qui ont un aspect très plissé. Leur scolex possède 4 ventouses musculaires qui leur permettent de se fixer solidement à la muqueuse digestive sans être entrainés avec les aliments. Les premiers segments sont indifférenciés et sont produits continuellement par une zone située juste au-dessous du scolex. Ces premiers anneaux deviennent vite plus large que le scolex et s'accroissent jusqu'au milieu du corps pour diminuer ensuite.

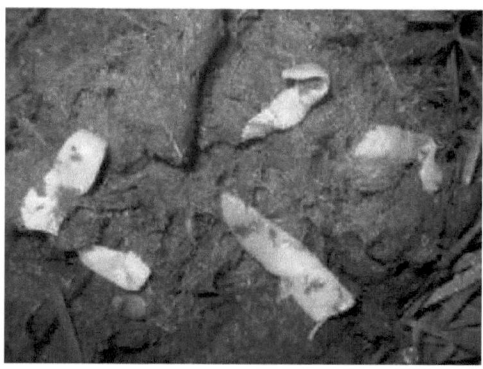

Figure 15: *Anoplocephala perfoliata* adulte [30]

Les derniers segments sont sexuellement différenciés. Certains (près de 200) renferment les testicules et les autres, un système ovarien avec un utérus d'abord tubulaire et transversal, puis sacculiforme et lobé.

La reproduction est de type hermaphrodite, les anneaux « mâles » fécondant les anneaux porteurs d'utérus. Dans certains cas, des segments d'individus séparés peuvent s'accoupler, chacun fécondant l'autre.

-Anoplocephala perfoliata: espèce mesurant de 4 à 7 cm de long sur 1.5 cm de large. Sa zone de prédilection est la jonction iléo-caecale C'est un ver plat de couleur blanchâtre. Les anneaux sont plus larges que longs. En arrière de chacune des 4 ventouses, on note la présence d'un petit appendice ou lobe céphalique. [31]

-Anoplocephala magna: espèce pouvant atteindre 35 à 80 cm de long par 2,5 cm de large. [31]

-Paranoplocephala mamillana: espèce mesurant mesure de 1 cm à 5 cm de long et 0.5 cm de large. [31]

c) Répartition et Prévalence

A. perfoliata est l'espèce la plus fréquemment rencontrée (plus de 90 % des cas), *A. magma* est beaucoup moins fréquent, et enfin *P. mamillana* est extrêmement rare.

Le taeniasis du cheval peut être observé pour toutes les catégories d'âge. C'est une parasitose qui débute au printemps et qui atteint son maximum en automne. [32]

d) Cycle parasitaire

Après fécondation, les appareils génitaux dégénèrent et seul reste un utérus rempli d'œufs. Ce phénomène survient sur les anneaux de la zone distale du ver. Ces segments remplis d'œufs se détachent ensuite du reste du tænia et se retrouvent dans le gros intestin du cheval. A ce niveau ils peuvent se déchirer et libérer leurs œufs, ou bien ils sont éliminés entiers dans le crottin. L'élimination des œufs ou des segments ovigères dans les matières fécales est irrégulière. Ces œufs peuvent survivre 1 à 2 mois dans le milieu extérieur.

Dans les pâturages, les œufs sont ingérés par des acariens terrestres coprophages de la famille des Oribatidés. Ce sont des petits arthropodes de 0.2 à 1 mm de long qui vivent à la surface du sol, sur les débris végétaux dont ils se nourrissent. Ils jouent un rôle fondamental dans la fertilisation du sol dans la mesure où ils assurent la décomposition des végétaux et le recyclage des sels minéraux dans le sol. Ils ne sont pas détruits par le froid ou les gelées car, pendant la saison hivernale, ils se mettent en diapause dans le sol et reprennent leur activité au printemps.

La transmission au cheval se fait donc par ingestion accidentelle de cet acarien présent sur l'herbe.

Après ingestion, la larve se transforme en adulte en 4 à 6 semaines. L'adulte nouvellement formé est capable à son tour de libérer des œufs fécondés.

La période prépatente est de 6 semaines.

De ce fait, l'infestation parasitaire ira crescendo du printemps jusqu'à l'automne. Le parasitisme dû aux tænias sera à son maximum en octobre-novembre, car il y aura eu sommation d'infestation pendant plusieurs mois.

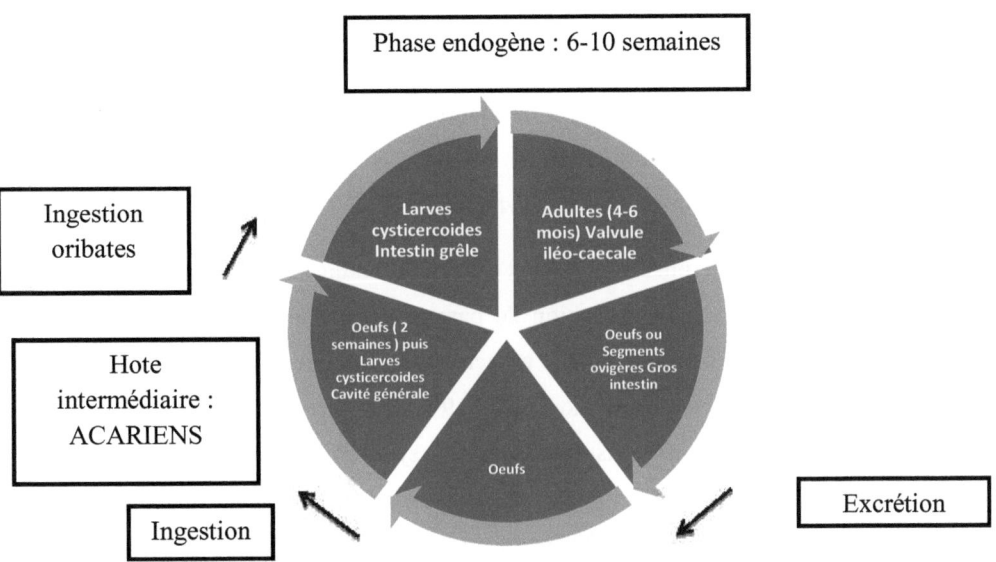

Figure 16: Cycle parasitaire d'*Anoplocephala perfoliata*

e) Pouvoir pathogène

i. **Lésions**

Lors de faibles infestations, on observera des lésions d'**entérite** discrètes avec quelques foyers d'ulcération aux points de fixation des scolex. Lors d'un parasitisme plus important, les lésions de la muqueuse intestinale seront plus marquées avec une entérite pseudo-membraneuse voire nécrotique, de nombreux ulcères, un épaississement de la muqueuse et de la sous muqueuse avec infiltration de polynucléaires éosinophiles.

ii. **Symptômes**

La prévalence étant élevée, on peut considérer que tout cheval ayant accès au pâturage présente un risque d'infestation non négligeable.

Un nombre de tænias inférieur à 25 se traduira par des troubles digestifs discrets: alternance de diarrhées et de phase de constipation, amaigrissement, mais le plus souvent la maladie sera asymptomatique.

Dans des infestations plus importantes (25 à 200 adultes), les signes cliniques seront plus marqués. La localisation du parasite au niveau de la valvule iléo-caecale pourra entraîner une entérite associée à des coliques spasmodiques. Une étude approfondie a en effet démontré, en 1998, l'implication du tænia dans 20 % des cas de coliques spasmodiques. Ce syndrome est bien connu des vétérinaires: le cheval est agité, mais une injection d'antispasmodique et quelques minutes de marche suffisent à le calmer.

Dans les infestations massives (plus de 200 vers adultes), l'atteinte de la muqueuse intestinale est plus marquée et peut aller jusqu'à la nécrose des tissus. Dans ce cas, le cheval souffre de violentes douleurs et cela peut aboutir à une rupture de la paroi intestinale ou à une péritonite. Dans ce cas, le pronostic vital du cheval est mis en jeu.

Enfin, dans de rares cas de parasitisme à *Anoplocephala perfoliata,* on assiste à la formation de tumeurs bénignes au niveau de la valvule iléo-caecale, et notamment des fibroléiomyomes (tumeurs bénignes) nécessitant une exérèse chirurgicale.

f) **Diagnostic**

Le diagnostic clinique n'est pas spécifique, cependant certaines coliques doivent faire suspecter la présence de tænias.

Le diagnostic d'infestation par des cestodes se réalise par analyses coproscopiques, ce qui permet de mettre en évidence la présence d'œufs. Cependant, la sensibilité des techniques d'examens est variable (les méthodes par flottaison sont plus sensibles que les techniques par sédimentation) et un nombre de vers adultes inférieur à 20 donnera des résultats faussement négatifs. [33]

L'infestation par les Anoplocéphalidés semble être souvent sous-estimée, principalement à cause de la rareté des signes cliniques et de la faible sensibilité du diagnostic coprologique. En effet, les résultats de taux d'excrétion des segments de vers (proglottis) sont toujours en dessous des résultats obtenus après autopsie d'un animal.

Ceci s'explique par l'émission des proglottis gravides qui est discontinue. Les études coproscopiques ne peuvent donc être utilisées avec fiabilité et seul le diagnostic post-mortem est représentatif de la population parasitaire. Des tests sérologiques (recherche d'IgG spécifiques vis-à-vis d'antigènes de 12/13 kDa par des tests ELISA ou Western Blot) permettent d'augmenter de façon nette la sensibilité du diagnostic expérimental. Cependant, ces pratiques ne peuvent pas être réalisées en routine.

III. Les Gastérophiles
1. Généralités

Les gastérophiles sont des insectes de l'ordre des diptères, et de la famille des gastérophilidés. Il existe 7 espèces de gastérophiles :

- *Gastérophilus intestinalais*
- *Gastérophilus nasalis*
- *Gastérophilus inermis*
- *Gastéophilus haemorrhoidalis*
- *Gastérophilus percorum*
- *Gastérophilus nigricormis*
- *Gastérophilus meridionakis*

2. Morphologie

Ce sont des mouches d'environ 15 mm de long, à l'aspect d'un petit bourdon, velu, jaune et noir. [34]

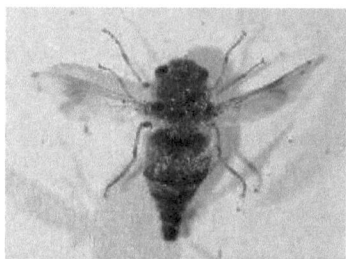

Figure 17: Mouche adulte de *Gastérophilus* sp. [35]

3. Prévalence, Répartition

Dans les pays d'Europe et d'Amérique du nord, la prévalence est très élevée, et on estime que jusqu'à 60 % des équidés sont infestés avec une prévalence encore plus élevée chez les poulinières. Une étude montre que 237 sur 448 chevaux (53%) du nord de l'Angleterre étaient porteurs de *G. intestinalis* [36].

Ainsi dans plus de 90% des parasitoses à gastérophiles en Europe, l'espèce incriminée est *Gastérophilus intestinalis*.

Tous les équidés peuvent être parasités, quel que soit leur âge, mais au vu de la sensibilité des pupes contre le gel, elles ne peuvent évoluer en écurie mais uniquement lors d'un accès au pré.

4. Cycle parasitaire
a) Phase exogène

Les larves se développent dans la couche superficielle du sol pendant 30 à 40 jours pour donner des adultes qui auront une durée de vie assez courte, de l'ordre de 3 à 4 semaines. Du fait de pièces buccales vestigiales, elles sont incapables de se nourrir.

De juin à aout, après la fécondation de ces mouches, les femelles pondent leurs œufs sur l'extrémité des poils des chevaux, essentiellement sur la face interne des antérieurs et sur le poitrail.

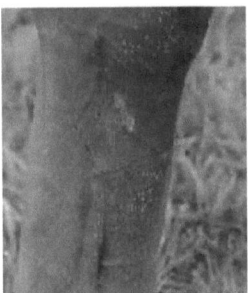

Figure 18: Œufs de *Gasterophilus* sp. sur le membre antérieur d'un cheval [37]

Ces œufs mesurent de 1 à 1.5 mm de long, présente une couleur jaunâtre, et sont solidement fixés sur le poil grâce à un enduit visqueux qui se dessèche rapidement.

b) Phase endogène

Les œufs éclosent en 5 à 10 jours sous l'action de la chaleur ou de l'humidité, lorsque le cheval se lèche ou se mordille.

Les larves de stades 1 (L1) mesurent de 0.9 à 1 mm et, sont extrêmement mobiles. Pour la plupart des espèces de gastérophiles, le développement des premiers stades larvaires se fait au niveau des muqueuses buccales du cheval.

Les larves (L1) muent en larves de stade 2 (L2) de 5 à 7 mm de long, le plus souvent au niveau du pharynx.

Puis les larves L2 se fixent à la racine de la langue et gagnent progressivement le tube digestif, en particulier la partie malpighienne de l'estomac où elles se transforment en larves de stade 3 (L3) (stade larvaire final).

Ces larves L3 sont très caractéristiques : elles sont cylindriques, de forte taille et possèdent des rangées d'épines. Les pièces buccales de L3 sont puissamment armées de 2 crochets qui assurent la fixation de la larve dans les muqueuses gastriques ou duodénales pendant plusieurs mois.

Après une période de 10 mois, les larves L3 se détachent. Cette expulsion a lieu de mai à septembre et essentiellement la nuit ou tôt le matin. Une fois à l'extérieur, les larves s'enfoncent dans la terre et la phase exogène de cycle parasitaire redémarre à nouveau. [38]

Le cycle évolutif dure en moyenne un an. De juin à aout, les gastérophiles femelles vont pondre sur les chevaux présents dans les pâtures.

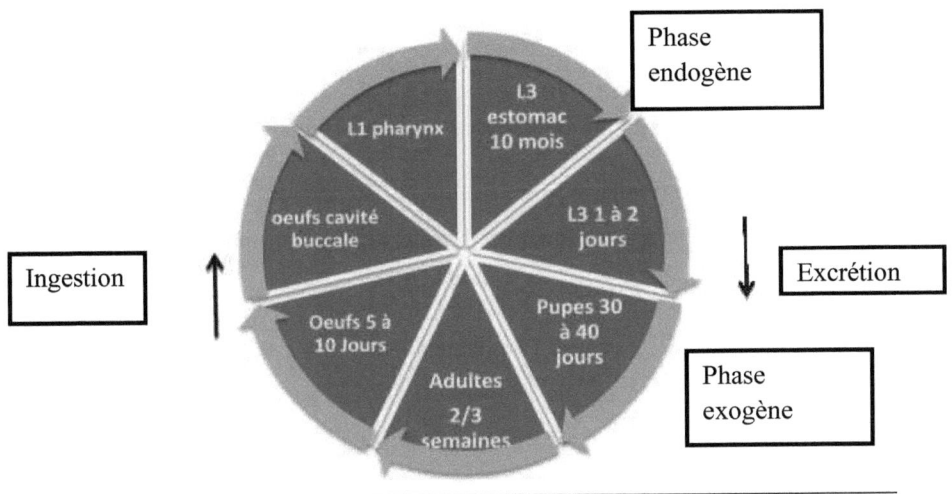

Figure 19: Cycle évolutif de *Gastérophilus intestinalis*

5. Pouvoir pathogène

On pourra observer une inflammation chronique de la muqueuse gastrique ou duodénale autour des points de fixation des larves L3, une hyperplasie de la muqueuse, la formation de granulomes entourant la zone de fixation des larves, et des ulcères au niveau de la bouche et des lèvres du cheval.

L'ensemble des lésions stomacales donne un aspect en « nids d'abeille » communément appelée « *petit estomac gastérophilien* ». Quand les larves se détachent, ces alvéoles sont comblées par du tissu cicatriciel et il n'en reste plus aucune trace après quelques semaines.

a) Symptômes

L'activité des mouches autour des chevaux peut entraîner des accès de frayeur.

Les larves L3 retrouvées dans l'estomac et parfois dans le duodénum provoquent des coliques d'intensité modérée, une dysphagie ainsi qu'une dyspepsie.

Les chevaux salivent, mâchent longuement et font des efforts de régurgitation plus particulièrement en fin d'été lorsque les larves L1 et L2 sont localisées au niveau de la muqueuse buccale .Les symptômes discrets durant l'hiver, vont s'intensifier dès le mois de février. [39]

Le cycle de *G. inermis* va provoquer une symptomatologie particulière connue sous le nom de « myase sous cutanée » (ou dermite serpigineuse). Cette affection particulière est plus souvent observée dans l'est de la France.

6. Diagnostic

Il n'existe pas de possibilité de diagnostic coprologique, bien que parfois des larves L3 peuvent être observées dans les crottins.

L'endoscopie digestive peut permettre de visualiser les larves fixées au niveau stomacal. [40]

Une suspicion d'infestation a lieu lorsque les œufs de gastérophiles sont vus sur le pelage durant la saison estivale. Il y a alors lieu de différencier ces œufs de gastérophiles (qui sont striés) des lentes de poux (qui sont ponctuées et nettement plus blanches.)

B. Méthode de lutte contre les parasites gastro-intestinaux des chevaux

I. Traitement médicamenteux

1. Mébendazole

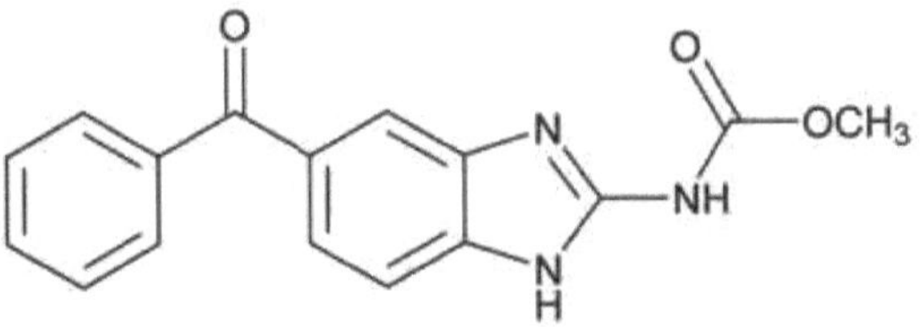

Figure 20: Formule chimique du mébendazole [41]

a) Propriétés pharmacodynamiques [37]

Le mébendazole est un anthelminthique de la famille des benzimidazolés. Il agit en interférant au niveau du métabolisme énergétique des nématodes. Son efficacité anthelminthique est basée sur l'inhibition de la polymérisation de la tubuline en microtubules. La destruction du réseau microtubulaire conduit à la désagrégation et à la mort cellulaire.

Il possède une action ovicide, larvicide et adulticide.

b) Propriétés pharmacocinétiques [42]

Lors d'une administration par voie orale, le mébendazole est faiblement absorbé. La principale voie métabolique est la réduction de la fonction cétone et l'hydrolyse du carbamate. Le mébendazole est excrété dans les fèces sous forme inchangée.

c) Formes pharmaceutiques

Le mébendazole existe sous forme de granulés **TELMIN® granulés** et sous forme de pâte orale **TELMIN® pâte**.

d) Indication d'utilisation

Le mébendazole est indiqué chez les chevaux pour le traitement des infestations par les parasites suivants : [43]

-Nématodes gastro-intestinaux (adultes et larves L4)

    -*Strongylus* spp.

    -*Pascaris equorum*

    -*Oxyurus equi*

    -*Cyathostomum* spp.

e) Posologie et administration

Administration par voie orale

i. **TELMIN® granulés**

La posologie usuelle est de 8 mg de mébendazole par kg de poids vif, en une administration unique par voie orale, soit 2 Sachets de 20 g pour un cheval adulte à mélanger avec la ration quotidienne.

ii. **TELMIN® pâte**

La posologie est de 8 mg de mébendazole par kg de poids vif, en une administration, soit une seringue de 20 g pour un cheval adulte.

La pâte s'administre en l'absence de toute nourriture, en introduisant la seringue dans l'espace inter-dentaire et en déposant la pâte sur la base de la langue.

f) **Précautions d'emploi**

Le poids corporel doit être évalué aussi précisément que possible. Des résistances peuvent se développées à tous les benzimidazolés lors d'utilisations fréquentes et répétées de cette famille d'antiparasitaires.

2. Fenbendazole

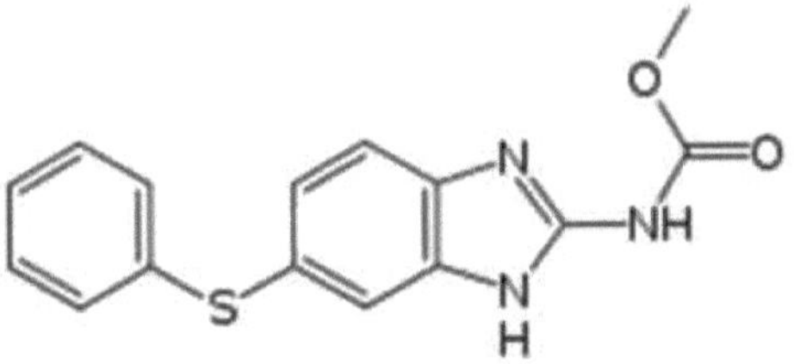

Figure 21: Formule chimique du fenbendazole [44]

a) Propriétés pharmacodynamiques

Le fenbendazole est un anthelminthique de la famille des benzimidazolés. Il agit en interférant au niveau du métabolisme énergétique des nématodes. Son efficacité anthelminthique est basée sur l'inhibition de la polymérisation de la tubuline en microtubules. La destruction du réseau microtubulaire conduit à la mort cellulaire.

Il possède une action ovicide, larvicide et adulticide.

Le fenbendazole est métabolisé en oxfendazole, ces deux molécules sont connues pour leur activité anthelminthique, et pour avoir un métabolisme réversible.

b) Propriétés pharmacocinétiques

Après administration par voie orale, le fenbendazole absorbé est métabolisé au niveau du foie en fenbendazole sulfoxyde, sulfone et amines. L'élimination du benbendazole se fait principalement par les fèces. [45]

c) Formes pharmaceutiques

Le fenbendazole existe sous la forme de suspension buvable **PANACUR® 10 %** et **PANACUR® EQUINE GUARD**, sous forme de pâte **PANACUR®pâte.**

d) Indication d'utilisation

PANACUR® 10 % et **PANACUR® pâte** sont indiquées pour le traitement des infestations parasitaires suivantes :

Nématodes gastro-intestinaux (adultes et L4)

- *Strongylus* spp.

- *Pascaris equorum*
- *Oxyurus equi*
- *Cyathostomum* spp.

PANACUR® EQUINE GUARD est indiqué pour le traitement des infestations par les cyathostomes enkystés sensibles au fenbendazole : larves L3 et L4, y compris L3 inhibées et enkystées dans la muqueuse de l'intestin.

e) Posologie et administration

i. PANACUR® 10 % et PANACUR® pâte

La posologie usuelle est de 7.5 mg de fenbendazole par kg de poids vif, en une administration par voie orale unique, soit 7.5 ml de suspension pour 100 kg de poids vif, ou 4 g de pâte pour 100 kg de poids vif.

ii. PANACUR® EQUINE GUARD

7.5 mg de fenbendazole par kg et par jour pendant 5 jours, soit 7.5 ml de suspension buvable pour 100 kg de poids par jour pendant 5 jours consécutifs.

f) Précaution d'emploi

Le poids du cheval doit être calculé de façon aussi juste que possible (attention à certaines résistances aux benzimidazolés).

3. Moxidectine

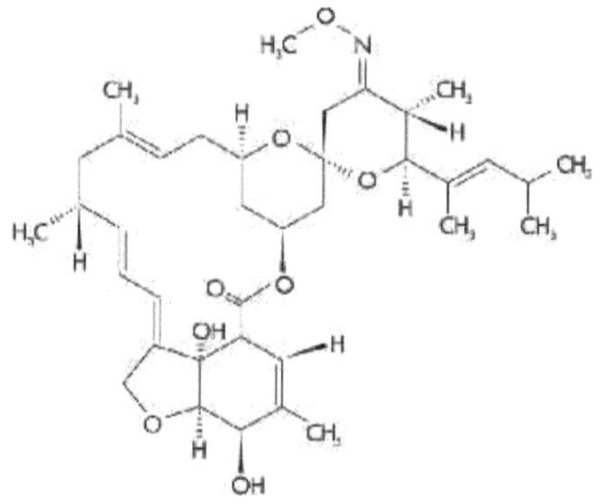

Figure 22: Formule chimique de la moxidectine [46]

a) Propriétés pharmacodynamiques [47]

La moxidectine est un antiparasitaire actif contre un large éventail de parasites internes et externes ; il s'agit d'une lactone macrocyclique de seconde génération appartenant à la famille des milbémycines. Elle agit en interférant avec les récepteurs GABA et les canaux chlorures liés au glutamate. Elle induit l'ouverture des canaux chlore au niveau post-synaptique, donc l'entrée des ions chlore induisant un état de repos irréversible. Ceci provoque une paralysie flasque avec mort des parasites exposés à la moxidectine. Cette molécule est efficace contre les souches de cyathostomes résistantes aux benzimidazolés.

b) Propriétés pharmacocinétiques [47]

La moxidectine est absorbée après administration par voie orale et les concentrations sanguines maximales sont atteintes 8 heures après administration.

La biodisponibilité par voie orale est de 40 %. La moxidectine est très liposoluble, elle se concentre essentiellement dans la graisse, sa demi-vie est de 28 jours. Sa principale métabolisation est l'hydroxylation, la moxidectine est éliminée par les fèces.

c) Formes pharmaceutiques

La moxidectine existe sous forme de gel oral de couleur jaune **EQUEST® GEL ORAL** et en association avec le praziquantel dans **EQUEST® PRAMOX**

d) Indication d'utilisation

La moxidectine est efficace pour le traitement des parasites suivants :

- Grands strongles (*Strongylus vulgaris* adultes et stades artériels, *Strongylus edentatus* adultes et stades viscéraux)
- Petits strongles (adultes et stades larvaires luminaux)
- *Parascaris equorum* (adultes et stades larvaires)
- *Oxyuris equi*
- *Gasterophilus intestinalis*, *Gasterophilus nasalis* (stades L2 , L3)

La spécialité a un effet rémanent de deux semaines sur les petits strongles. L'excrétion des œufs des petits strongles est supprimée pendant 90 jours. Elle est efficace contre les stades larvaires L4 enkystés des petits strongles. Huit semaines après traitement, les stades larvaires EL3 (en hypobiose) des petits strongles sont éliminés.

e) Posologie et administration

Administration par voie orale d'une dose unique de 400 microgramme de moxidectine par kg de poids vif, à l'aide de la seringue graduée, chaque marque correspond à 25 kg de poids vif. La seringue permet de traiter un cheval de 575 kg.

f) Précaution d'emploi

Afin d'éviter tout surdosage, la dose de traitement des poulains et poneys devra être déterminée avec précision. Cette molécule ne doit pas être utilisée chez des poulains de moins de 4 mois.

g) Effets indésirables

Dans des cas très rares, ataxie, dépression, douleur abdominale, œdème du museau et trémulation musculaire peuvent être rapportés. Les symptômes de surdosage sont les mêmes que ceux observés lors de la dose recommandée. On peut aussi observer une hypothermie et un manque d'appétit. Il n'existe aucun antidote.

4. Ivermectine

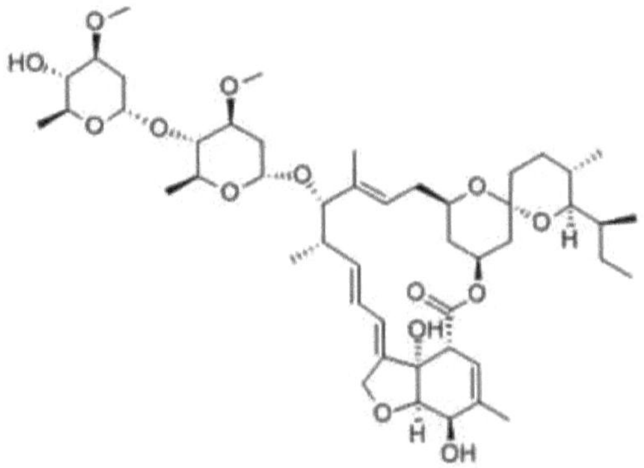

Figure 23: Formule chimique de l'ivermectine [48]

a) Propriétés pharmacodynamiques

L'ivermectine est un endectocide de la famille des lactones macrocycliques. Les composés de cette famille se lient spécifiquement et avec une forte affinité aux canaux chlorures glutamate dépendants qui sont présents dans les cellules nerveuses et musculaires des invertébrés.

Ceci entraine une augmentation de la perméabilité membranaire aux ions chlorures, conduisant à une hyperpolarisation de la cellule nerveuse ou musculaire. Il en résulta la paralysie puis la mort du parasite. La marge de sécurité attribuée aux composés de cette famille vient du fait que les mammifères ne possèdent pas de canaux chlorures glutamate dépendants, que les lactones macrocycliques ont une affinité faible pour les autres canaux chlorures ligand-dépendants des mammifères et que les lactones macrocycliques ne traversent pas aisément la barrière hémato-méningée.

b) Propriétés pharmacocinétiques

Après administration par voie orale de la dose recommandée, les concentrations plasmatiques maximales d'ivermectine sont atteintes 9 heures après administration et les taux deviennent non quantifiables au plus tard 28 jours après traitement. L'élimination se fait par voie fécale.

c) Forme d'utilisation

L'ivermectine se présente sous forme de pâte orale de couleur blanche homogène dans **EQVALAN ®pâte, NOROMECTIN®** pâte.

L'ivermectine est associée au praziquantel dans **EQVALAN® DUO** et **EQUIMAX ®**.

d) Indication d'utilisation

Chez les équidés, l'ivermectine est indiquée dans le traitement des infestations mixtes par les nématodes et les arthropodes. Les parasites suivants des équins sont sensibles à l'action antiparasitaire du médicament :

- Les grands strongles (Strongylus *vulgaris* adultes et stades larvaires artériels, *Strongylus edentatus* adultes et stades larvaires tissulaires, *Strongylus equinus* adultes)
- Petits strongles ou cyathostomes adultes et immatures, y compris les souches résistantes aux benzimidazolés.
- *Oxyuris equi* adultes et stade L4
- Ascaridés adultes et stades L3 et L4
- *Gasterophilus* spp.

- *Strongyloides westeri*

e) Posologie et administration

Administration par voie orale, la posologie usuelle est de 200 µg d'ivermectine par kg de poids vif, correspondant à 1.07 g de pâte pour 100 kg de poids vif en une administration unique.

f) Précaution d'emploi

Attention, ce produit a été formulé pour une utilisation chez les équins uniquement, la teneur en ivermectine de ce médicament peut entraîner des effets indésirables chez les chats et les chiens et chez les animaux aquatiques (tortues).

5. Praziquantel

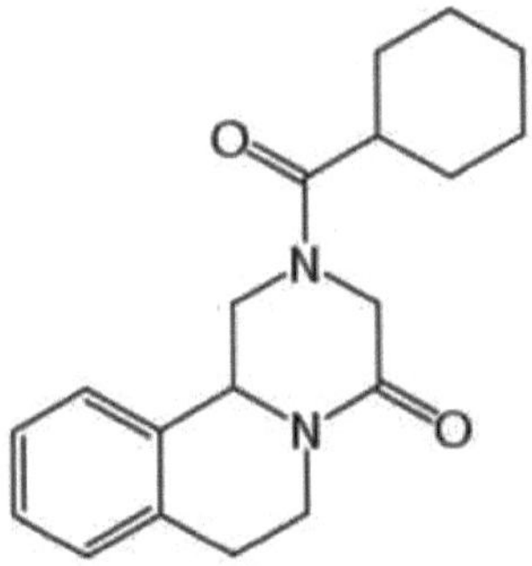

Figure 24: Formule chimique du praziquantel [49]

a) Propriétés pharmacodynamiques

Le praziquantel est très rapidement absorbé à travers le tégument des parasites puis distribué de façon homogène dans le parasite. Il provoque d'importantes lésions du tégument parasitaire, entraînant la paralysie puis la mort du parasite.

Cet effet d'apparition rapide s'explique notamment par le fait que le praziquantel modifie la perméabilité de la membrane parasitaire aux ions calcium, ce qui provoque une dérégulation du métabolisme parasitaire.

b) Propriétés pharmacocinétiques

Après administration orale, le praziquantel est très rapidement et presque totalement absorbé dans l'estomac et l'intestin grêle. Les concentrations maximales sont atteintes environ une heure après l'administration. La distribution est rapide dans tous les organes. Sa demi-vie d'élimination est de 5 heures, la métabolisation est essentiellement hépatique, le métabolite principal est une dérivé 4-hydroxycyclohexyl.

Chez le cheval, l'élimination se fait essentiellement par voie urinaire (31%) et par les fèces (24 %).

c) Forme d'utilisation

Le praziquantel se présente sous la forme d'un gel oral blanc dans **TENIVALAN®**.
Le praziquantel est associé à l'ivermectine dans **EQVALAN® DUO ou EQUIMAX®**.

d) Indication d'utilisation

Le praziquantel est indiqué dans le traitement des infestations par les cestodes de l'espèce *Anoplocephala perfoliata*.

e) Posologie et administration [50]

La posologie usuelle est de 1 mg de praziquantel par kg de poids corporel, soit 6.67 g de gel pour 600 kg de poids corporel, par voie orale en une prise unique.

6. Pyrantel (sous forme d'embonate)

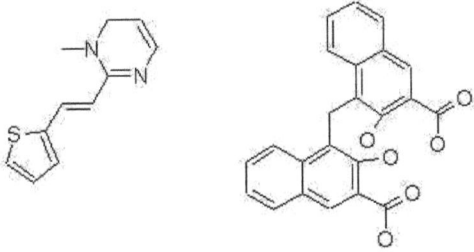

Figure 25: Formule chimique du pyrantel (sous forme d'embonate) [51]

a) Propriétés pharmacodynamiques [52]

Le pyrantel agit comme agoniste de l'acétylcholine au niveau des récepteurs nicotiniques des cellules musculaires des nématodes, ce qui provoque une paralysie musculaire des vers puis leur mort et leur expulsion de l'hôte. Le pyrantel présente une activité sur les nématodes gastro-intestinaux et sur les cestodes.

b) Propriétés pharmacocinétiques [52]

Le pyrantel sous forme d'embonate est relativement insoluble, après administration par voie orale, il est très faiblement absorbé (10 %). Sa métabolisation est hépatique, et son élimination est essentiellement par voie urinaire.

c) Forme d'utilisation

Le pyrantel (sel d'embonate) se présente sous la forme d'une pâte orale dans **STRONGID®**.

d) Indication d'utilisation

Le Pyrantel est indiqué dans le traitement des infestations par les nématodes gastro-intestinaux (adultes) suivants :

- *Strongylus* spp.
- *Pascaris equorum*
- *Oxyurus equi*
- *Cyathothomum* spp.

e) Posologie et administration

Administration par voie orale, la posologie recommandée est de 6.6 mg de pyrantel par kg de poids vif, en une prise unique, soit 1 applicateur de 26 g pour un cheval adulte de 600kg. Chaque graduation de l'applicateur permet de traiter 150 kg de poids corporel.

f) Précaution d'emploi

Le poids du cheval doit être évalué aussi précisément que possible, pour une efficacité optimale du traitement.

7. Dichlorvos

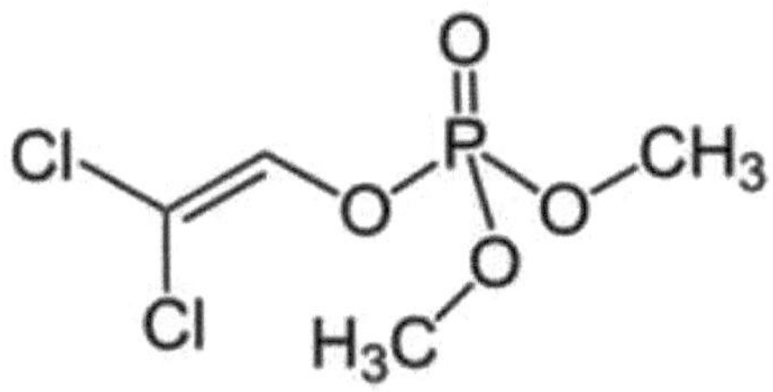

Figure 26: Formule chimique du dichlorvos [53]

a) Propriété pharmacodynamiques

Le dichlorvos est un organophosphoré assez peu utilisé chez le cheval. Utilisés d'abord en tant que pesticide, les organophosphorés ont ensuite été employés pour lutter contre des parasites externes ou internes des équidés. Le dichlorvos est un antagoniste des cholinestérases, empêchant la transmission neuromusculaire et donc la contraction musculaire des arthropodes et de certains nématodes.

b) Propriété pharmacocinétiques

Après administration par voie orale, le dichlorvos est rapidement résorbé et métabolisé. Les métabolites sont inactifs, donc malgré une bonne résorption, le dichlorvos est inactif sur les larves en migration. En temps réel le dichlorvos est très sensible à l'hydrolyse mais dans **EQUIGUARD**® le dichlorvos est stabilisé et résiste à l'hydrolyse le temps du séjour gastro-intestinal.

c) Formes d'utilisation

Il n'existe qu'une seule spécialité pour les chevaux à base de dichlorvos : **EQUIGUARD®**.

d) Indication d'utilisation

Le dichlorvos est utilisé pour le traitement des infestations parasitaires suivantes :

- *Oxyuris equi*
- *Parascaris equorum*
- Strongles adultes, et larves dans la lumière digestive
- Larves des gastérophiles

e) Posologie et administration

La dose usuelle est de 40 mg par kg de poids vif. Les granulés sont à administrer avec des aliments secs afin de limiter l'hydrolyse de la molécule. Pour les chevaux âgés, amaigris ou fortement infestés par P .equorum , il est conseillé de diviser la dose en 2 prises à 8-12 heures d'intervalle.

f) Précaution d'emploi [54]

Le dichlorvos est une molécule relativement toxique, avec une marge de sécurité faible, la posologie doit être respectée afin d'éviter tout évènement toxique.

Les signes de toxicité apparaissent pour des doses à partir de 105 mg/kg et se traduisent par un ramollissement des fèces.

Il faudra éviter de traiter les poulains de moins de 100 kg.

Il ne faut pas traiter les animaux souffrant de troubles digestifs, de bronchospasmes, d'emphysème.

Le dichlorvos ne devrait pas être utilisé simultanément ou dans la semaine précédant l'administration de produits inhibiteurs des cholinestérases (prostigmine, autre organophosphoré), de tranquillisant à base de phénothiazine, ou de dépresseurs du système nerveux central.

g) Effets indésirables [54]

La fréquence et la sévérité des effets toxiques dépendent de la dose, ils se traduisent par :

- Une sudation excessive, une hyper salivation, des tremblements
- Des bronchospasmes induisant une gêne respiratoire et une toux
- Des diarrhées et coliques
- Une altération de l'état général

Ces symptômes sont réversibles, mais lors d'intoxication grave, on pourra utiliser de l'atropine en sous-cutané.

II. Récapitulatif des différents vermifuges utilisés chez le cheval

Molécules	Spécialités	Commentaire
Mébendazole	TELMIN®	
Fenbendazole	PANACUR®	
Moxidectine	EQUEST®	Ne pas administrer chez les poulains de moins de 4 mois
Moxidectine + praziquantel	EQUEST PRAMOX®	
Ivermectine	EQVALAN®, NOROMECTIN®, FUREXELL®, ERAQUELL®	
Praziquantel	TENIVALAN®	Déconseillé aux poulains de moins de 2 mois.
Praziquantel + Ivermectine	EQVALAN DUO®, EQUIMAX®	
Pyrantel	STRONGID®	
Dichlorvos	EQUIGUARD®	Ne pas administrer aux poulains pesant moins de 100 kg et aux chevaux souffrant de troubles pulmonaires

Tableau 1 : Principaux vermifuges pour le traitement des parasites gastro-intestinaux du cheval

III. Protocole de traitement

1. Mode d'administration

a) Voie orale

La grande majorité des traitements anthelminthiques s'administre par voie orale.

i. Pâte orale

La pâte orale constitue le dispositif le plus couramment utilisé pour la vermifugation des chevaux. Elle s'administre le plus souvent avec une seringue graduée en fonction du poids du cheval.

Pour administrer un vermifuge à son cheval, il faut : [55]

- s'assurer que le cheval n'a rien dans la bouche
- introduire la seringue au niveau de la commissure des lèvres
- déposer la pâte le plus en arrière possible sur la langue
- maintenir la tête du cheval en hauteur pendant 30 secondes

L'aide d'une tierce personne est souvent utile. L'avantage de ce mode d'administration est qu'il permet un dosage individuel précis. L'inconvénient de cette forme galénique est qu'une conservation à une température inférieure à 15 °C épaissit la pâte, le cheval risque donc de la recracher.

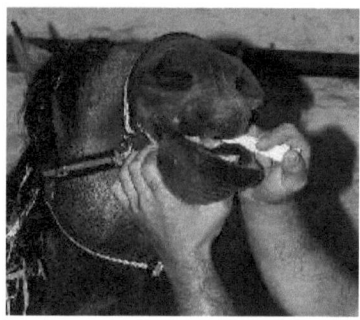

Figure 27: Comment vermifuger son cheval [55]

ii. **Forme liquide**

La forme liquide reste très peu utilisée chez le cheval. **PANACUR ®10%** est une solution buvable directement prête à emploi. En cas de parasitoses importantes, les formes liquides peuvent être administrées par sonde naso-gastrique, mais ceci nécessite la pratique d'un vétérinaire. En revanche, cette forme d'utilisation peut se révéler intéressante pour l'administration de plusieurs molécules (associations).

iii. **Forme solide**

✓ **Granulés**

Les granulés conditionnés en sachets dose ne peuvent être que rarement utilisés chez les chevaux. Ils ne doivent comporter aucune odeur au risque d'être refusés par le cheval.

✓ **Comprimés**

Ces dernières années, le vermifuge en comprimés s'est développé, en particulier pour les chevaux refusant la pâte orale. Il présente l'avantage d'être aromatisé et de pouvoir s'administrer comme une friandise : **EQUIMAX®** comprimés, **ERAQUELL®** comprimés.

b) Forme injectable

La forme parentérale n'est que rarement utilisée.

2. Posologie

Le respect de la posologie est indispensable pour une efficacité optimale du traitement anthelminthique. Car si le surdosage peut entraîner des effets indésirables pour le cheval, le sous-dosage favorise l'émergence de résistances. Le respect de la posologie repose sur la détermination précise du poids du cheval. (Annexe 1)

IV. Individus et vermifuges

1. Les poulains

Les jeunes poulains ayant peu d'immunité sont plus vulnérables aux parasites que les chevaux adultes. L'exposition aux parasites survient rapidement après la naissance, les anticorps maternels ne protègent pas le poulain contre les parasites. Le colostrum et le lait peuvent apporter des larves de strongyloïdes, et dès l'âge d'une semaine, en ingérant de l'herbe ou de la paille, le foal peut se contaminer avec des larves de strongles et des œufs d'ascaris qui demeurent les plus dangereux. La vermifugation des poulains doit se faire en douceur car ils sont souvent parasités en grand nombre. Il faut empêcher la formation de bouchons parasitaires qui peuvent causer des coliques importantes. Certaines classes de vermifuges sont à éviter comme le moxidectine (EQUEST®), le praziquantel (EQVALAN DUO ®, EQUIMAX®) et le pyrantel (STRONGID®). [56]

Pour la vermifugation du poulain, on conseille d'utiliser :

PANACUR ®10% (fenbendazole) à raison de 10 mg/kg dès l'âge de 1 mois ; à répéter tous les 2 mois jusqu'à l'âge de 1 ans. [57]

Attention, la vermifugation peut être une manipulation stressante pour le jeune, voire très complexe si le poulain n'est pas régulièrement manipulé.

2. Poulinières

La vermifugation des mères est indispensable (au moins trois fois par an) pour diminuer l'infestation parasitaire du poulain lors de la naissance. L'idéal est de vermifuger 1 mois avant le terme. Si la jument n'est pas correctement vermifugée, il convient de pratiquer un vermifuge le lendemain du poulinage. [58]

3. Animaux reproducteurs

Aucune molécule n'a démontré une quelconque toxicité sur la fertilité des chevaux.

V. Fréquence de vermifugation

Le calendrier de vermifugation en pratique comprend en moyenne 3 traitements par an.

- Au printemps : mars, avril
- En été : juillet

- En automne : octobre, novembre

Il est évident qu'en cas de charge parasitaire importante, le cheval doit être traité le plus vite possible et ce quelle que soit la saison.

1. **Cheval vivant au pré**

Les chevaux vivant à l'herbe doivent être vermifugés plus souvent que les animaux vivant à l'écurie (4 fois par an en moyenne).

Printemps	Été	Automne	Hiver
Vers ronds : Strongles (adultes et larves), Ascaris	Vers ronds : Strongles (adultes), Ascaris	Vers ronds : strongles (Adultes et larves), Ascaris, Gastérophiles	Strongles (adultes), Ascaris, Gastérophiles, tænias

Tableau 2: Principaux parasites gastro-intestinaux des chevaux vivant en pâture en fonction des saisons

2. Cheval vivant au box

Le schéma de vermifugation comporte en plus le traitement des oxyures.

Printemps	Été	Automne	Hiver
Vers ronds : Strongles (adultes et larves), Oxyures	Vers ronds : Strongles (adultes), Ascaris, Oxyures	Vers ronds : strongles (Adultes et larves), Ascaris, Oxyures, Gastérophiles	Strongles (adultes), Ascaris, Gastérophiles, Oxyures, tænias

Tableau 3: Principaux parasites gastro-intestinaux des chevaux vivant en box en fonction des saisons

VI. Mesures post-traitement

Le délai d'action d'un vermifuge est en moyenne de 2 jours, il n'est pas nécessaire de procéder à un jeûne après l'administration d'un vermifuge, bien au contraire il est souvent conseillé de donner du foin de façon à stimuler le transit gastro-intestinal.

Ceci est particulièrement vrai pour les benzimidazolés qui inhibent le métabolisme énergétique du parasite et doivent donc rester le plus longtemps possible au contact des helminthes. Le cheval doit rester au box 2 à 3 jours après l'administration du traitement et son box doit être entièrement nettoyé pour éviter toute ré-infestation.

VII. Conseils à l'officine

Toute délivrance à l'officine d'un traitement anthelminthique pour un cheval doit se faire avec une ordonnance vétérinaire. Le choix du vermifuge doit se faire en fonction des conditions de vie du cheval, de son âge, de son travail, etc...Une procédure (cf. annexe) d'aide à la délivrance pourra aider le pharmacien lors de son conseil.

1. Exemples de fiches conseils à distribués lors de la délivrance d'un traitement anthelminthique

a) Fiche sur les parasites gastro-intestinaux du cheval

Fiche conseil 1 : Les parasites gastro-intestinaux du cheval

LES VERS RONDS

- **LES STRONGLES**

Les chevaux s'infestent lors de séjour en pâture, avec un pic d'infestation en fin **d'été -début d'automne**.
Il y a deux types de strongles :
- **Les grands strongles** : Principale cause de coliques chez le cheval.
- **Les petits strongles= cyathostomes** : Le stade pathogène des petits strongles est les larves enkystées dans la muqueuse du gros intestin et du caecum. Il peut être parfois difficile d'éliminer les larves enkystées, certains chevaux peuvent porter une charge massive de ces larves enkystées et présenter des troubles importants : retard de croissance, amaigrissement, coliques à répétition. Le désenkystement brutal des larves peut provoquer des troubles très graves, voire la mort.

Il sera donc important d'envisager une vermifugation avec une molécule active sur l'ensemble des stades, surtout sur **les stades larvaires enkystés**.

- **LES ASCARIS**

Les ascaris touchent essentiellement **les jeunes chevaux**, dès 2 mois. Ils sont pathogènes au stade adultes, dans l'intestin grêle où on peut les retrouver en abondance ("anévrisme vermineux") et au stade larvaires, les larves pouvant migrer dans les poumons (toux, dyspnée).
Ce parasite est très résistant dans le milieu extérieur, d'où un risque de recontamination pendant longtemps.
La vermifugation passera donc par un traitement précoce et fréquent, et une vermifugation efficace de la mère.

- **LES OXYURES**

Relativement peu pathogène, ils touchent essentiellement les chevaux vivant en box. Il provoque des démangeaisons (syndrome des chevaux qui se grattent la queue).

- **LES STRONGYLOIDES**

Spécifiques du très **jeune poulain**, ils provoquent une inflammation de l'intestin grêle avec des diarrhées profuses. C'est la mère qui infeste le poulain lors de l'allaitement, par l'intermédiaire du lait et du colostrum. La prévention de l'infestation passe par une vermifugation de la mère dans les semaines précédant le poulinage.

LES VERS PLATS

- **LE TAENIA**

Transmis par un acarien, **l'oribate**, qui contient les larves de tænias, et qui est présent dans l'herbe à partir de printemps. Le tænia peut entrainer des coliques spamodiques. Le pic de tænia se situe entre **octobre et janvier**.
On vermifuge donc en hiver à la fin de la période d'infestation (premiers froids et disparition de l'oribate dans le milieu extérieur)

LES GASTEROPHILES

L'adulte est une **mouche** qui pond ses œufs sur le pelage du cheval. Celui-ci se contamine en se léchant, de la fin de l'été jusqu'à l'hiver. Les larves pathogènes se retrouvent alors dans l'estomac, provoquant pertes d'appétit et dans de rares cas ulcérations.
On préconise un traitement annuel, de préférence fin **d'automne-début d'hiver**. On veillera aussi à éliminer au maximum, par brossage, les œufs présents sur les poils.

b) Fiche conseil : Comment bien vermifuger son cheval

Fiche conseil 2 : Comment bien vermifuger votre cheval ?

Chevaux adultes

Printemps : on éliminera les grands et petits strongles (adultes et larves), les ascaris, les oxyures.
Eté : on éliminera les grands et petits strongles (adultes), les ascaris et les oxyures.
Automne : on traitera en plus contre les larves enkystées des strongles, et les gastérophiles.
Hiver : on traitera contre les strongles, les gastérophiles et le tænia

Poulains

Vermifuger dès 1 mois, puis tous les 2 mois jusqu'au sevrage. Le tænia ne se traite pas avant 4 mois.

Poulinières

Une bonne vermifugation est indispensable car une infestation parasitaire peut provoquer avortement, retard de croissance fœtale, baisse de la qualité du lait.
On les vermifugera 1 mois avant le terme, et éventuellement 1 semaine à 10 jours après. Attention certains vermifuges sont contre-indiqués chez les juments gravides, surtout en fin de gestation.

Mesures d'hygiène

Cheval vivant en box	Cheval au pré
•Désinfecter régulièrement les boxes, les mangeoires et les abreuvoirs. •Vider le box 3 jours après administration d'un vermifuge.	•Eviter le surpâturage : la densité optimale étant d' un cheval à l'année sur une pâture de 1 hectare. •Ramasser les crottins au moins deux fois par semaine. •Mettre en place une rotation des pâtures : Pour diminuer les risques, il faudrait effectuer une rotation de prés tous les 15 jours à 1 mois au maximum •Utiliser les bovins sur les pâtures : pour rompre le cycle de développement des strongles en particulier (surtout de l'été en hiver). •Traiter les prairies : Lorsque l'on fauche, broie et herse, par temps sec et chaud, cela favorise l'exposition des larves au soleil et diminue leur possibilité de survie. •Ne pas nourrir les chevaux par terre. •Vermifuger les chevaux 2 jours avant le changement de pré et non au moment de les changer.

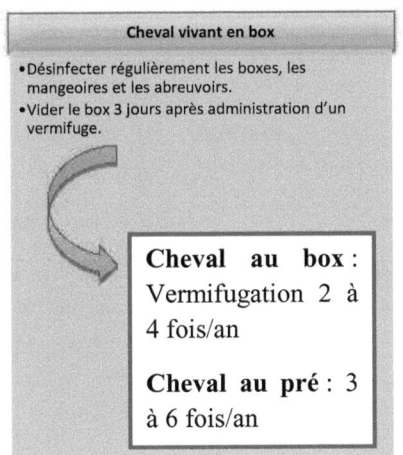

Cheval au box : Vermifugation 2 à 4 fois/an

Cheval au pré : 3 à 6 fois/an

c) Fiche conseil : Exemples de vermifuges pour chevaux

Fiche conseil 3: Exemples de vermifuges pour chevaux

Molécules	Spécialités	Commentaire
Mebendazole	TELMIN®	Actif contre les vers ronds adultes et larves
Fenbendazole	PANACUR®	Actif contre les vers ronds adultes et larves
	PANACUR EQUINE GUARD®	Actif contre les **cyathostomes enkystés**
Moxidectine	EQUEST®	Actif contre les vers ronds+Gastérophiles. Ne pas administrer chez les poulains de moins de 4 mois
Moxidectine + praziquantel	EQUEST PRAMOX®	
Ivermectine	EQVALAN®, NOROMECTIN®, FUREXELL®, ERAQUELL®	Actif contre les vers ronds adultes et larves et les Gastérophiles
Praziquantel	TENIVALAN®	Principalement actif contre le tænia. Déconseillé aux poulains de moins de 2 mois.
Praziquantel + Ivermectine	EQVALAN DUO®, EQUIMAX®	
Pyrantel	STRONGID®	Actif contre les vers ronds
Dichlorvos	EQUIGUARD®	Ne pas administrer aux poulains pesant moins de 100 kg et aux chevaux avec des troubles pulmonaires

VIII. Chimiorésistance

1. Définition

D'après l'OMS : "une population chimiorésistante est une population de parasites ayant génétiquement acquis la capacité de résister à des concentrations d'antiparasitaires habituellement létales pour des individus de cette espèce. [59]

2. Mécanisme de résistances

Ces phénomènes de résistance aux anthelminthiques ont été décrits chez les cyathostomes ou petits strongles. La résistance des cyathostomes aux benzimidazolés vient du fait de leur utilisation abondante et de leur ancienneté. L'augmentation des niveaux de résistance aux anthelminthiques dans le monde entier a abouti à des recommandations et à la construction de programmes de lutte antiparasitaire durables. [60]

a) Modifications comportementales

Le parasite développe des modifications de son comportement, et échappe à l'action du traitement anthelminthique.

b) Modifications des capacités de défense du parasite

Ce phénomène est décrit chez les strongles. Il y a augmentation des capacités de détoxification par le parasite lui-même, par la production accrue de certaines estérases qui vont modifier la structure de l'antiparasitaire et favoriser son élimination. Chez les nématodes résistants aux benzimidazolés et à l'ivermectine, on a aussi observé la synthèse de P-glycoprotéines qui éliminent les molécules étrangères des cellules.

c) **Modification des récepteurs aux anthelminthiques**

La modification peut être à la fois qualitative et quantitative, ce phénomène a été observé chez les nématodes résistants aux benzimidazolés par mutation de la béta-tubuline.

3. Facteurs influençant la survenue de résistance aux antiparasitaires [61]

L'apparition d'une résistance est le plus souvent liée à une utilisation répétée des anthelminthiques, mais certains facteurs liés au mode d'élevage et aux parasites peuvent jouer un rôle non négligeable.

- La fréquence d'administration : plus la fréquence est élevée plus la pression de sélection est importante. Le risque est maximal lorsque la fréquence d'administration correspond à la période prépatente.

- Procédés ou molécules rémanentes : ce phénomène peut induire une pression de sélection permanente par rapport à des traitements discontinus. En fin d'activité, ces produits induisent un « effet de queue », période pendant laquelle la molécule se situe en dessous de 90 % d'activité, d'où les risques élevés d'une sélection de populations parasitaires importante.

- Sous-dosage : Le sous dosage permet la survie d'individus hétérozygotes qui portent des allèles de résistances. Il faut que le sous-dosage soit supérieur à 50 % de la dose létale.

- Alternance de molécules : une rotation trop rapprochée des molécules peut induire une co-sélection de parasites aux deux anthelminthiques.

- Facteurs liés aux conditions d'élevage : le surpâturage ou le mélange des classes d'âge peut entraîner l'apparition de populations résistantes.

4. Fréquence de résistances aux anthelminthiques

Une étude internationale récente [62] a évalué les résistances aux benzimidazolés, au pyrantel, à l'ivermectine et à la moxidectine en Allemagne, en Italie et au Royaume-uni. Sur 102 écuries étudiées réparties dans ces trois pays, 75 % hébergeaient des parasites résistants au benzimidazolés, 25 % des écuries présentaient des résistances au pyrantel. Des résistances à l'ivermectine ont été identifiées dans une seule écurie en Italie et deux au Royaume-Uni. Aucune résistance à la moxidectine n'a été détectée.

	Cyathostomes	*Parascaris equorum*	Grands strongles
Benzimidazolés	++	-	-
Sels de Pyrantel	+	(+)	-
Avermectines	(+)	++	-

Tableau 4: Fréquence des résistances au trois principales molécules sur le marché [63]

++ : Fréquence élevée à partir d'une répartition mondiale, + : Rapportées sur plusieurs continents, (+) : Nombre limité de publications, - : Aucune résistance publiée

5. Evaluation de l'efficacité du traitement anthelminthique

Le test de réduction de l'excrétion fécale des œufs de nématodes ou TREFO, est la seule méthode disponible pour évaluer l'efficacité d'un anthelminthique. Il consiste en une coproscopie quantitative (comptage du nombre d'œufs en œufs par gramme de fèces) réalisée avant le traitement puis 14 jours après. Si cette réduction du nombre d'œufs reste faible après administration du vermifuge cela signifie que les parasites présents sont résistants à l'anthelminthique utilisé.

A l'heure actuelle, il n'existe aucune méthode de diagnostic pour évaluer la résistance des cestodes chez les équidés.

IX. Mesures d'hygiène

1. Prophylaxie

L'humidité favorisant le développement des parasites, les boxes et les mangeoires doivent donc être tenus propres et secs, et les abreuvoirs régulièrement nettoyés. En règle générale, le degré de contamination d'une prairie par des larves infestantes est fonction de la prolificité des espèces parasitaires présentes et de la densité des chevaux sur la surface de la prairie.

L'herbe n'a alors pas le temps de pousser suffisamment et le cheval la consomme à même le sol, ce qui augmente l'ingestion des larves infestantes. Dans des conditions sanitaires normales, les chevaux ne pâturent pas à proximité des aires de crottins.

Ce n'est que quand l'herbe ce fait rare, que les chevaux vont pâturer dans les zones de refus où ils déposent leurs crottins ce sont donc les zones les plus fortement infestées par les parasites. La concentration des larves infestantes dans les aires de refus peut être 15 fois supérieure à celles des zones pâturées. Le gel et la sécheresse ont un effet défavorable sur la croissance des parasites, mais en France avec un climat tempéré, ce phénomène n'a pas tellement d'influence.

2. Entretien des pâtures [64]

Il est nécessaire de respecter ces consignes:
- éviter le surpâturage : la densité optimale étant d'un cheval à l'année sur une pâture de 1 hectare.
- ramasser les crottins au moins deux fois par semaine.
- mettre en place une rotation des pâtures : plus les chevaux séjournent longtemps dans une prairie, plus il y de larves infestantes. Pour diminuer les risques de contamination, il faudrait donc effectuer une rotation de prés tous les 15 jours à 1 mois au maximum.
- utiliser les bovins sur les pâtures : pour rompre le cycle de développement des strongles en particulier (surtout de l'été à l'hiver)
- traiter les prairies : Lorsque l'on fauche, broie et herse, par temps sec et chaud, cela favorise l'exposition des larves au soleil et diminue leur possibilité de survie. Il faut donc éviter de herser par temps humide, car cela favorise la dissémination des larves. On peut aussi drainer les prairies pour éviter une trop grande humidité.
- ne pas nourrir les chevaux par terre.
- vermifuger les chevaux 2 jours avant le changement de parc et non au moment de les changer.

3. Entretien des écuries

Les chevaux d'écurie sont souvent moins exposés aux helminthes que les chevaux vivant au pré. Cependant les mesures d'hygiènes doivent s'appliquer de la même façon.

Il faut donc:

- désinfecter régulièrement les boxes, les mangeoires et les abreuvoirs.
- vider le box 3 jours après administration d'un vermifuge.

C. Enquête auprès des propriétaires de chevaux sur leurs habitudes de vermifugation, et sur leurs connaissances vis-à vis des parasites gastro-intestinaux des chevaux

I. Population cible

Cette enquête a été réalisée sur une période de 3 mois, auprès de cinquante-deux propriétaires de chevaux de toute la région Est.

II. Questionnaire

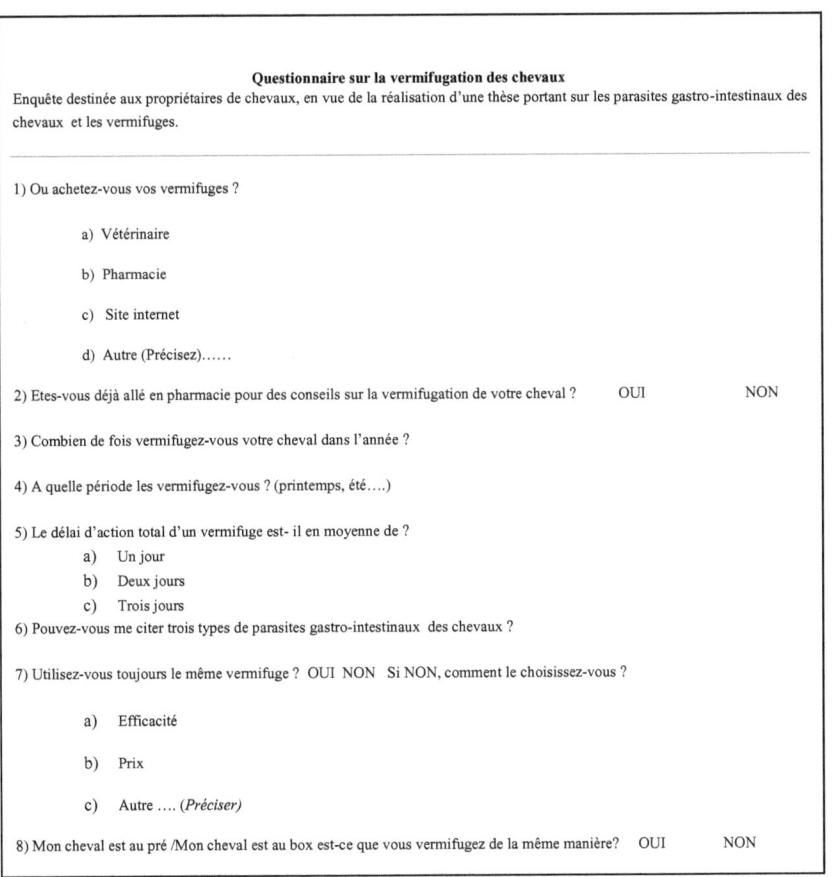

9) Poulains, juments pleines, vieux chevaux : pensez-vous que la vermifugation doit être différente ?   OUI   NON ? Expliquez ?

10) Avez-vous déjà fait réaliser une coprologie à votre cheval ?   OUI   NON

11) Tenez-vous à jour un calendrier de vermifugation pour votre cheval?   OUI   NON

12) Parmi ces parasites lesquels transmettent le ténia au cheval?

    a)   Mouches

    b)   Acariens

    c)   Poux

13) Les ténias sont les plus pathogènes ?

    a)   A l'état larvaire

    b)   A l'état adulte

14) **EQUIMAX®** ou **EQVALAN DUO®** doit de préférence être administré ?

    a)   Au printemps / été

    b)   Automne / hiver

15) Les oxyures touchent essentiellement les chevaux

    a)   Vivant au box

    b)   Vivant au pré

Merci de votre participation

III. Résultats et Discussion

1. Questions sur les habitudes de vermifugation des chevaux

- Où achetez-vous vos vermifuges ?

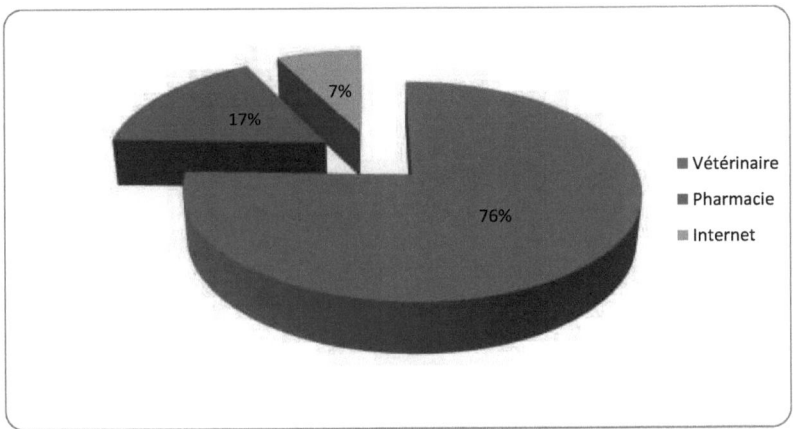

Figure 28: Lieux d'achats des vermifuges équins par les propriétaires de chevaux

Les propriétaires de chevaux interrogés vont essentiellement chercher leurs vermifuges chez le vétérinaire (76%). Seulement 17% des utilisateurs vont régulièrement acheter leurs vermifuges chez le pharmacien, et 7% sur des sites internet. Très souvent, les propriétaires de chevaux se rendent chez le vétérinaire pour la praticité du service, souvent à l'occasion d'une visite pour un autre problème. Certaines personnes interrogées avouent acheter un vermifuge bien précis sans demander de conseils particuliers à leur vétérinaire.

- Etes-vous déjà allé en pharmacie pour des conseils sur la vermifugation de votre cheval ?

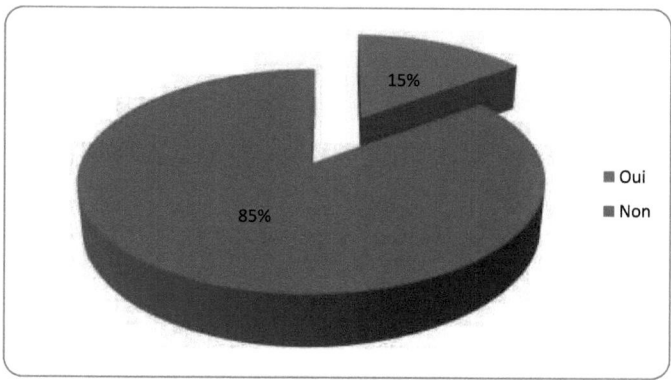

Figure 29: Pourcentage de personnes qui ont déjà demandés des conseils sur la vermifugation du cheval à leur pharmacien

Seulement 15 % des propriétaires interrogés sont déjà allés en pharmacie pour des conseils sur la vermifugation de leur cheval. La majorité des propriétaires de chevaux (85%) se tournent vers le vétérinaire du fait de la nécessité d'avoir une prescription pour l'achat d'un vermifuge.

- Combien de fois vermifugez-vous votre cheval dans l'année ?

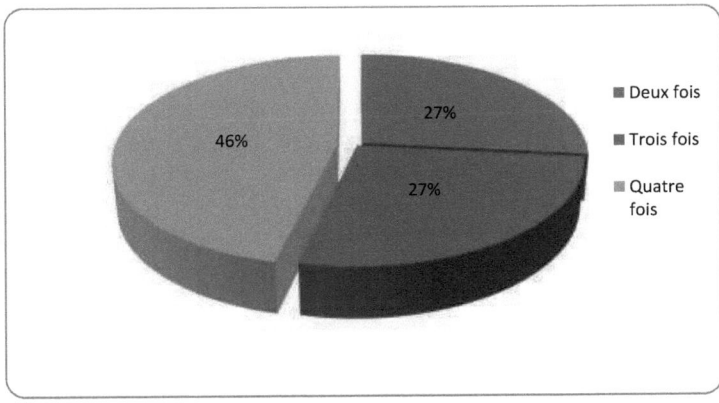

Figure 30: Nombre moyen de vermifugations sur une année

Presque 50% des personnes interrogées vermifugent 4 fois par an leur cheval, qu'il soit en écurie ou en pâture. 54% des propriétaires de chevaux interrogés vermifugent deux ou trois fois leur cheval par an.

- A quelle période ?

Pour cette question, les réponses sont assez vagues.

- pour les propriétaires qui traitent 4 fois/an, la vermifugation a lieu au printemps, en été, en automne et au début d'hiver.
- pour les propriétaires qui traitent 3 fois/an : ils vermifugent à la fin de l'hiver (mars), en été, et début d'automne.
- pour les propriétaires qui traitent 2 fois/an, la vermifugation a lieu au printemps et en hiver.

Cette question a permis de montrer que chaque propriétaire a sa propre manière de traiter les parasitoses gastro-intestinales du cheval, leur protocole étant souvent établi depuis de nombreuses années.

- Tenez-vous à jour un calendrier de vermifugation pour votre cheval ?

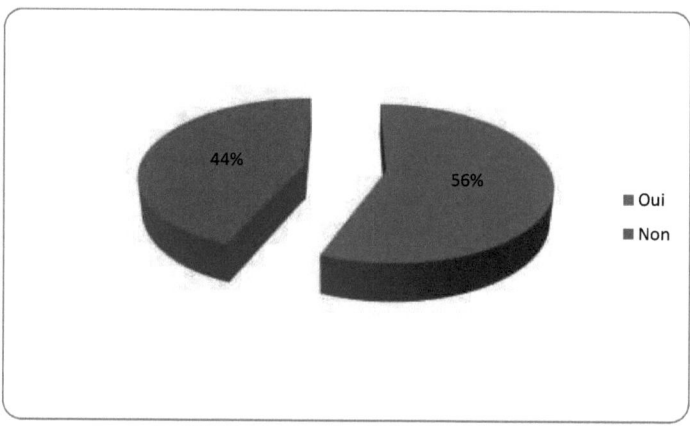

Figure 31: Pourcentage de personnes qui tiennent à jour un calendrier de vermifugation pour leur cheval

Plus de 50% des personnes interrogées tiennent à jour un calendrier de vermifugation pour leur cheval. Il renseigne la date du traitement anthelminthique, ainsi que le vermifuge utilisé.

- Avez-vous déjà fait réaliser une coprologie à votre cheval ?

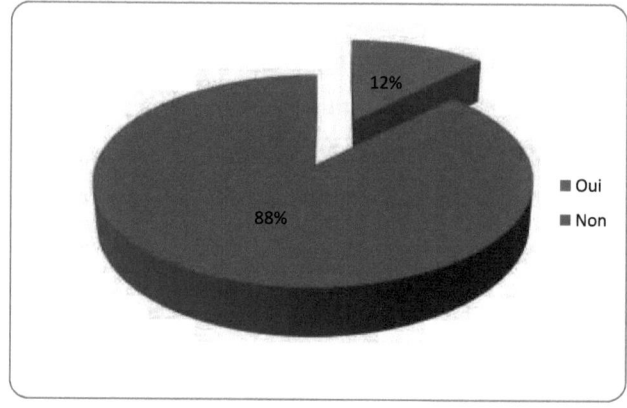

Figure 32: Pourcentage de propriétaires qui ont déjà fait réaliser une coprologie à leur cheval

Seulement 12 % des personnes ont déjà fait réaliser une coprologie à leur cheval. Cette méthode de diagnostic reste encore peu courante. Cet examen est seulement pratiqué lors de suspicion de parasitisme important. L'acte de vermifugation est souvent réalisé par habitude chez les propriétaires, ils ne se posent pas la question « Est-ce que mon cheval est réellement infesté ? ». La coprologie est une méthode de diagnostic encore très méconnue du grand public.

2. Questions sur les connaissances

- Le délai d'action total d'un vermifuge est de ?

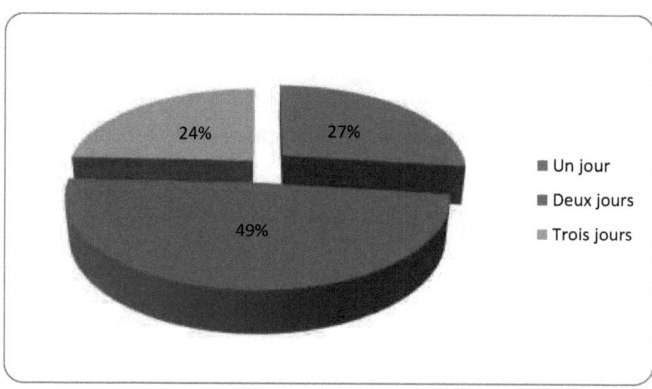

Figure 33: Délai d'action d'un vermifuge

Le délai d'action total d'un vermifuge est de 2 jours, et 49% des propriétaires sont au courant de ce temps d'action. Mais souvent, ils ne pratiquent pas les mesures d'hygiènes nécessaires (vider complètement le box, changer les chevaux de pâtures, etc…)

- A la question, pouvez-vous me citez trois types de parasites gastro-intestinaux des chevaux ?

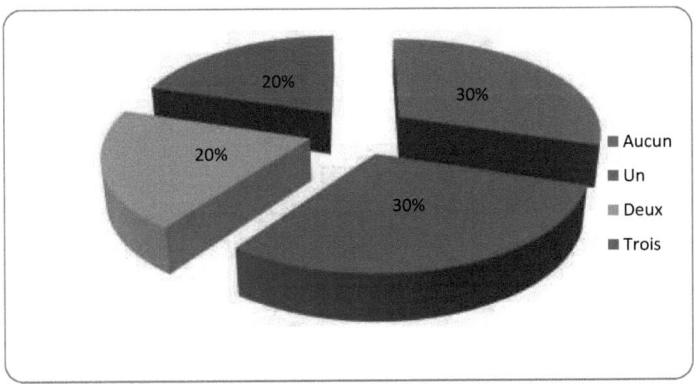

Figure 34: Nombre de parasites gastro-intestinaux des chevaux connus

Seulement 20 % des personnes interrogées peuvent citer trois types de parasites gastro-intestinaux des chevaux, et 30 % n'en connaissent aucun. Ceci témoigne du manque d'information des propriétaires de chevaux vis-à-vis des parasites du cheval. Le parasite le plus connu par l'ensemble des propriétaires est le tænia. Le vétérinaire et le pharmacien ont donc un réel rôle d'information et de conseils pour sensibiliser les propriétaires de chevaux à la bonne utilisation des vermifuges, et le pharmacien est l'acteur idéal pour donner des fiches conseils sur les principaux parasites lors de la délivrance d'un traitement anthelminthique.

- Comment choisissez-vous le vermifuge pour votre cheval ?

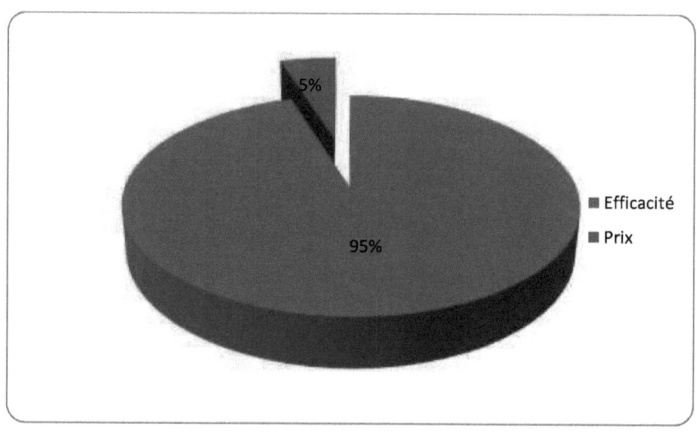

Figure 35: Critère de choix pour effectuer un traitement anthelminthique

Pour la quasi-totalité des personnes interrogées, le choix du vermifuge est lié à l'efficacité qu'ils pensent lui attribuer. Leur choix est dicté par le vétérinaire ou par leurs propres convictions.

- Pensez-vous que la vermifugation doit être différente pour un cheval vivant au box et au pré ?

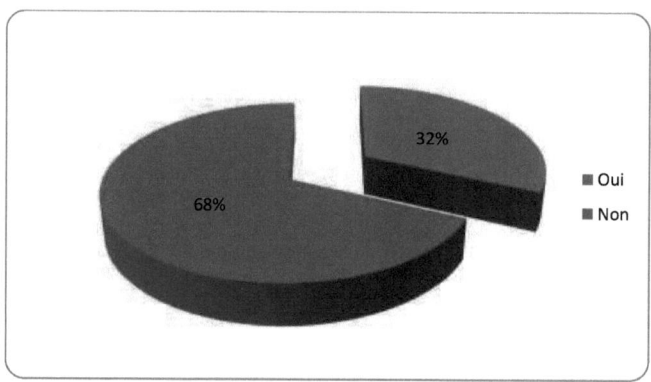

Figure 36: Pensez-vous que la vermifugation doit être différente pour un cheval au pré ou en box ?

68% des propriétaires de chevaux vermifugent de la même façon les chevaux vivant au pré ou au box, alors que 32% des propriétaires pensent qu'il faut les vermifuger différemment :

- soit par une augmentation de la fréquence de vermifugation pour les chevaux vivant au pré.
- soit en utilisant des molécules ayant un spectre plus large pour les chevaux vivant en pâture.
- Connaissez-vous les modalités de vermifugation des poulains, juments pleines ou vieux chevaux ?

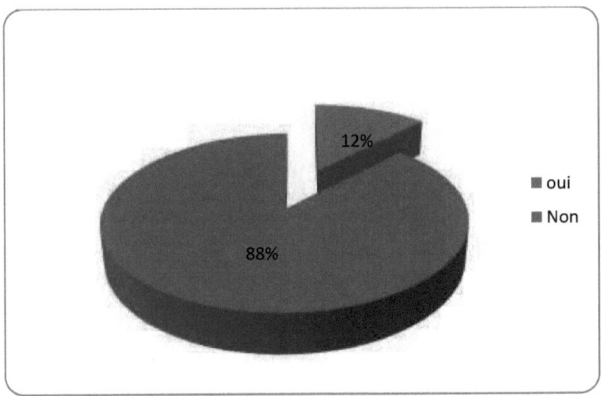

Figure 37: Connaissance des modalités de vermifugation des poulains, juments pleines et vieux chevaux

98% des personnes ne connaissent pas le protocole de vermifugation des poulains et juments pleines et vieux chevaux.

- Quels parasites transmettent le tænia ?

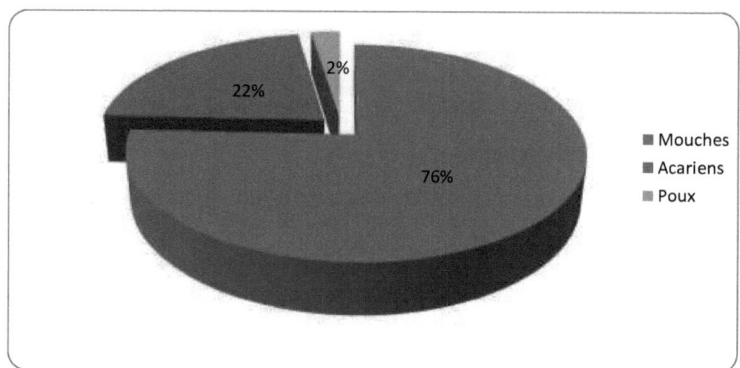

Figure 38: Question concernant quel parasite transmet le tænia au cheval

Nous avons vu précédemment que le tænia est transmis par un acarien. Pour 76% des propriétaires, le tænia serait transmis par les mouches, ce qui témoigne du manque de connaissance des propriétaires de chevaux sur le mode de transmission de certains parasites fréquemment rencontrés chez le cheval.

- Les tænias sont-ils plus pathogène à l'état adulte ou larvaire ?

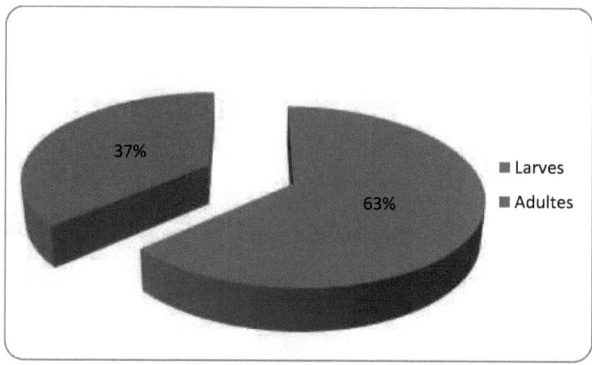

Figure 39: Selon vous, les tænias sont-ils plus pathogène à l'état adulte ou larvaire ?

Le tænia est plus pathogène à l'état adulte, et 37% des propriétaires pensent que le tænia est plus pathogène à l'état larvaire.

- A quelle période est-il préférable d'administrer **EQUIMAX** ®ou **EQVALAN DUO**® ?

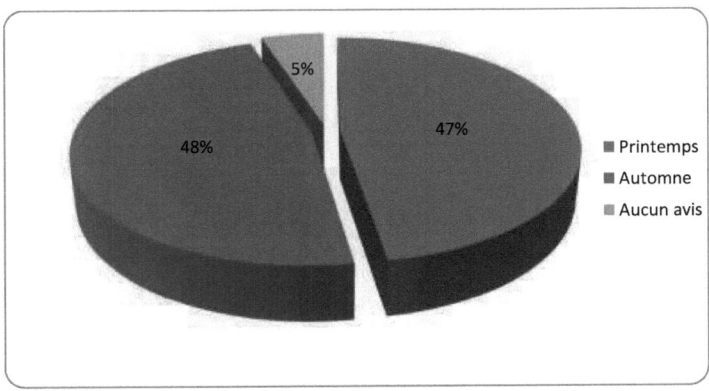

Figure 40: Question sur la période d'administration d'EQUIMAX ® ou d'EQVALAN DUO ®

Le traitement par EQUIMAX® ou EQVALAN DUO® contient de l'ivermectine et du praziquantel ; ces deux vermifuges sont donc actifs contre le tænia et les gastérophiles. Ils doivent être administrés de préférence en Automne. Seulement 48% des personnes ont connaissances de ce protocole.

- Pour vous les oxyures touchent essentiellement les chevaux vivant en box ou au pré ?

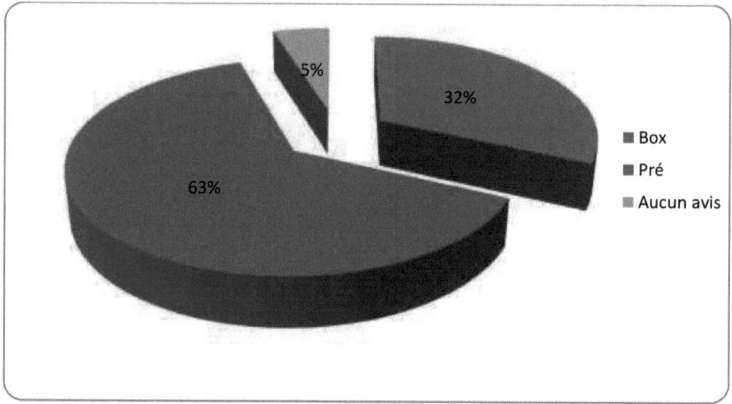

Figure 41: Les oxyures touchent essentiellement les chevaux vivant au box ou au pré ?

Les oxyures sont des parasites fréquemment retrouvés chez les chevaux vivant en écurie, mais 63% des personnes interrogées dans ce questionnaire pensent que les oxyures touchent davantage les chevaux vivant au pré.

IV. Conclusion sur les résultats de l'enquête

Il s'avère que la majorité des propriétaires d'équidés de la région Est vermifugent leur cheval suffisamment, mais souvent de manière non raisonnée. Ceci s'explique notamment par leur manque de connaissances à la fois sur les parasites, leur cycle évolutif de développement, mais aussi sur les modalités de traitement.

CONCLUSION

A l'heure actuelle, on reconnaît aux parasites gastro-intestinaux une place importante dans la pathologie équine, notamment dans les syndromes d'amaigrissement chronique ou de coliques. L'utilisation des traitements anthelminthiques par les propriétaires de chevaux est pratique courante mais, l'enquête réalisée dans ce travail démontre le manque de connaissances à la fois sur les parasites eux-mêmes, mais aussi sur les protocoles de traitements et sur les mesures sanitaires à entreprendre. Associée à une modification des techniques d'élevage (réduction et rotation des pâtures, élevage en box), l'infestation parasitaire peut devenir un réel problème en pathologie équine, avec le risque d'apparition de résistances aux antiparasitaires, malgré la découverte récente de nouvelles molécules.

Concernant le diagnostic des parasitoses gastro-intestinales du cheval, il apparait clairement que l'examen fondamental à pratiquer est l'analyse coprologique, notamment pour la détection des strongles et des strongyloïdes. Mais en pratique, il est mis en évidence que cet examen est loin d'être réalisé de façon courante.

Concernant la délivrance d'un traitement anthelminthique, le rôle du pharmacien et du vétérinaire est d'informer et de conseiller le propriétaire sur le traitement adapté à son cheval en fonction de son mode de vie, son âge, etc…mais aussi et surtout sur les mesures sanitaires à mettre en place. La distribution de fiches conseils, remises à l'officine lors de la délivrance d'un traitement anthelminthique, peut être un moyen simple et efficace d'informer les propriétaires de chevaux en ce qui concerne la prise en charge des parasitoses gastro-intestinales équines.

ANNEXES

Annexe 1 : Comment définir le poids de votre cheval ?

Pour calculer le poids de votre cheval et adapter sa ration alimentaire il existe des formules simples.

Nous avons besoin de deux informations concernant notre cheval. Le périmètre thoracique = PT et la hauteur au garrot = HG et nous obtiendrons le poids vif = PV.

Cheval	Coef PT	+	Coef HG	-	Coef	= PV
Poulinière	PT x 5,2	+	2,6 HG	-	855	= PV + ou - 25 Kgs
6 mois	PT x 4,5	+	2,6 HG	-	370	= PV + ou - 23 Kgs
De selle	PT x 4,3	+	3 HG	-	785	= PV + ou - 26 Kgs
Lourd	PT x 7,3	+	3 HG	-	800	= PV + ou - 27 Kgs

Annexes 2 : Procédure d'aide à la délivrance d'un traitement anthelminthique pour cheval

Laurène VARIN	**Vermifuge des chevaux à l'officine**	Le 1 février 2014
Pharmacie de la tour		

Ordonnance vétérinaire

OUI → / NON → Non délivrance

Question sur l'animal : race, âge, type d'exercice et fréquence, mode de vie, pathologie particulière….

Question sur la vermifugation : type de traitements antiparasitaires, fréquence …

Cheval vivant au pré / **Cheval vivant au box**

Vermifuger tous les chevaux vivant ensemble, 2 jours avant de les changer de pré.

Préconiser une rotation régulière des prés et prévoir minimum un hectare par

Vider complétement le box 2 jours après avoir donné le vermifuge pour éviter toute ré infestation. Nettoyer régulièrement l'abreuvoir et la mangeoire. Rappelez au

Choix du vermifuge adapté

BIBLIOGRAPHIE

1. **LYONS E.T. et al.** Natural surinfection of *Parascaris equorum* in a stall confined orphan horse foal. Veterinay Parasitology, 1996, 66 : 119-123.

2. **Pharmaxie.** Parasites du cheval. *Conseils de santé et services officinaux.* [En ligne] [Citation : 9 février 2014.] http://www.pharmaxie.com/p408s5article22/Fiche-article/Parasites-du-cheval.html.

2. **REHBEIN S. et al.** Prevalence intensity and seasonality of gastrointestinal parasites in abbatoir horses in Germany. Parasitology research, 2013, 112 : 407-413.

3. **LAUGIER C. et al.** Prevalence of *Parascarus equorum* infection in foals on Frech stud farms and first report of ivermectin resistant *P. equorum* populations in France. Veterinary Parasitology, 2012, 188:185-189.

4. **BOWMAN, D.D.** Georgi's parasitology for veterinarians. Philadelphia : W.B Saunders Company, 1999.7ème édition.

5. **CHAMOUTON I. et PETIT P.** Parasitisme gastro-intestinale du cheval. 1990.p.23.

6. **KAUFMANN, J.** Parasitic infections of domestic animals : a diagnostic manual. Berlin : birkhauser Verlag, 1996,p.460.

7. **Université de Montréal.** Parasites du cheval. *Service parasitologie.* [En ligne] [Citation : 19 février 2014.] http://www.medvet.umontreal.ca/servicediagnostic/parasitologie/.

8. **Pool House Equine Clinic.** Oxyuris-A pain in the backside. [En ligne] [Citation : 2014 février 19.] http://poolhousevets.com/Equine/oxyuris-a-pain-in-the-backside/.

9. **Magasine 1cheval.** Oxyures du cheval. *Parasites du cheval.* [En ligne] [Citation : 19 février 2014]. http://www.1cheval.com/magazines/magazine-cheval/parasites-cheval/oxyures.htm

10. **BOWMANN D.D.** Georgi's parasitology for veterinarians. Philadelphia : W.B Saunders Company, 1999.7e.

11. **Documentation MERIAL.** Document vétérinaire équin. 2008, n°705467.

12. **Le galopin**[En ligne] [Citation : 19 février 2014] http://www.galopin fr.net/parasites/ strongyloses.htm.

13. **PETRIC, A.** Grosse strongyliden. *ap-pferdepraxis-at.* [En ligne] [Citation : 11 janvier 2014.] http://www.ap-pferdepraxis.net/thema_gesundheit/entwurmen/parasiten/gr_strongyliden/default.html.

14. **LENNEMAN N.** Strongylus Vulgaris. *Animal diversity web.* [En ligne] [Citation : 15 janvier 2014.] http://animaldiversity.ummz.umich.edu/accounts/Strongylus_vulgaris/

15. **NIELSEN M. et al.** Cestodes. Equine infectious diseases. 2014. p. 475-489.

16. **Magazine1cheval.** Grands strongles. *Parasites du cheval.* [En ligne] [Citation : 16 Février 2014.] http://www.1cheval.com/magazines/magazine-cheval/parasites-cheval/grands-strongles.htm

17. *S. edentatus.* [En ligne] [Citation : 16 Février 2014]Http://pinterest.S.edentatus.com

18. **DUCOS DE LAHITTE J. et HAVRILECK B.** Strongyloses equine à S.equinus et S. edentatus. Point vétérinaire,1990,121 : 859-967.

19. **Vet. Parasitology.** [En ligne] [Citation 12 Janvier] Http://www.vet-parasitology.com/strongylida.php

20. **ANDERSEN, U.V, et al.** Physiologic and systemic acute phase inflammatory responses in young horses repeatedly infected with cyathostomins an *Strongylus vulgaris.*Veterinary Parasitology, 2014,201:67-74.

21. **TRAVERSA P. et al.** Distribution and species-specific occurence of Cyathostomins in naturally infected horses from Italy,United-Kingdom and Germany.Veterinary Parasitology,2010,168 : 84-92.

22. **COLLOBERT-LAUGIER C. et al.** Mast cell and eosinophil mucosal responses in the large intestine of horses naturally infected with cyathostomes. Veterinary Parasitology, 2002, 107 : 251–264.

23. **LYONS E.T. et al**. Transmission of endoparasites in horse foals born on the same pasture on a farm in central Kentucky (1996–1999) .Veterinary Parasitology. 2001, 97 : 113–121.

24. **REINEMEYER C.R. et al**. The prevalence and intensity of internal parasites of horses in the U.S.A. Veterinary Parasitology.1984, 15 : 75–83.

25. **BUSSIERAS J. et CHERMETTE R**. Abrégés de parasitologie vétérinaire. *Helminthologie*. 2ème édition.1993. p. 147-149.

26. **KLEI T.R. et al**. Immunity in equine cyathostome infections. Veterinary Parasitology, 1999, 31:123-126.

27. **LOVE S. et et al**. Pathogenicity of cyathostome infection.Veterinary Parasitology, 1999,85:113-122.

28. **ABDULLAH D.A., et al**. Prevalence of non strongyle gastrointestinal parasites of horses in Riyadh region of Saudi Arabia. Saudi Journal of Biologie Sciences, 2011, 18:299-303.

29. **Veterinarmedizinisches Parasitologisches labor.** Bandwurner. [En ligne] [Citation : 6 Mars 2014.] http://www.wurmbekampfung.eu/pferd_wurm04.html.

30. **Les Strongyloïdes.** [En ligne] [Citation: 6 mars 2014] http://www.wormbook.org/chapters/www-genomesStrongyloides/genomesStrongyloides.htm

31. **HEATHER STOCKDALE W. et al.** Equine infectious diseases. *Cestodes*. 2014.p. 490-494.

32. **Pharmavet.** Taenia et autres, traiter au moins une fois par an. 2013, p.144.

33. **RODRIGUEZ M. et al.** Pathological alterations caused by *Anonplocephala perfoliata* infection in the ileocaecal junction of equids. Zentralbl Veterinames, 1999, 46:261-269.

34. **EUZEBY J.** Grand dictionnaire illustré de Parasitologie médicale et vétérinaire. 2008. p. 204.

35. *Gasterophilus intestinalis*. [En ligne] [Citation 19 Janvier 2014] http://reineka.pagesperso-orange.fr/page93.htm.

36. **EDWARDS G.T.** The prevalence of *Gasterophilus intestinalis* in horses in northen England and Wales. Veterinary Parasitology, 1982,11:215-222.

37. **BARRIER I. et LAUGIER C.** Les parasites digestifs du cheval. [En ligne] [Citation du 19 Janvier 2014]. http://www.haras-nationaux.fr/information/accueil-equipaedia/maladies/maladies-parasitaires/les-parasites-digestifs.html.

38. **BEUGNET F.** La gastérophilose équine. L'action vétérinaire, 1999, 1501:15-18.

39. **COGLEY T.P. et COGLEY H.C.** Inter-relationship between Gasterophilus larvae ans the horse's gastric and duodena wall with special reference to penetration.Veterinary Parasitology, 1999,86:127-142.

40. **BLAGBURN B.L. et al.** Pathogenesis,treatment and control of gastric parasites in horses. The compendium on continuing education. 1991, 13: 850-857.

41. **Medicines Compendium.** Mébendazole. [En ligne] [Citation du 20 Janvier 2014] https://mc.usp.org/monographs/mebendazole-1-0?destination=node/1270.

42. **MEDVET2012.** Le recueil des spécialités à usage vétérinaire. Med'com, 2011.p. 1361-1362.

43. **Index des médicaments vétérinaires autorisés en France.**Résumé des caractéristiques du produit. [En ligne][Citation du 20 Janvier 2014] http://www.ircp.anmv.anses.fr/SpcFrame.asp?Product_Identifier=TELMIN+PATE.

44. **Fenbendazole.** [En ligne][Citation du 20 Janvier 2014] http://www.drugs.com/pro/safe-guard-fenbendazole-paste.html

45. **MEDVET2012.** Le receuil des spécialités à usage vétérinaire.Med'com, 2011.p. 1007-1009.

46. **International Animal Health**. Moxidectine. [En ligne] [Citation : 6 avril 2014.] http://www.animalhealth.bayer.com/4895.0.html.

47. **MEDVET2012.** Le recueil des spécialités à usage vétérinaire.Med'com, 2011. p. 1313.

48. **Ivermectine**. [En ligne][Citation du 6 avril 2014] http://www.chemicalbook.com/ChemicalProductProperty_EN_CB0415655.htm

49. **Praziquantel**. [En ligne] [Citation du 6 avril 2014] http://www.pharmacopeia.cn/v29240/usp29nf24s0_m68450.html

50. **Documentation MERIAL**. Notice TENIVALAN. [En ligne] [Citation du 15 Avril 2014]. http://frrcp.merial.com/SitePages/view_RCP_notice.NomProduit=tenivalan.

51. **Bayer Health Care**. Pyrantel. [En ligne] [Citation du 15 Avril 2014] http://www.animalhealth.bayer.com/.

52. **BARDIES J**. Médicaments et prescription en médecine vétérinaire équine, *Guide des usages et posologie*. Point vétérinaire, 2010.p. 517.

53. **Chemicalbook**. Dichlorvos. [En ligne] [Citation du 16 Avril 2014] http://www.chemicalbook.com/ChemicalProductProperty_EN_CB3122691.htm.

54. **IROLA M.T.** Le diagnostic et le traitement des parasitoses digestives des équidés. 2008. p. 64.

55. **Son Cheval**. Vermifuger son cheval. [En ligne] [Citation : 16 Avril 2014.] http://www.soncheval.fr/vermifugersoncheval.html.

56. **PharmaVet**. Parasites du poulain. 2011, 191.

57. **Hippoplus**. Vermifugation des juments pleines et des jeunes poulains . [En ligne] [Citation du 16 Avril 2014] http://www.hippoplus.com/hippodico/veterinaire/Vermifugation/juments_pleines_poulains.htm.

58. **Gestation et poulinage**. [En ligne] [Citation du 20 Avril 2014] http://www.vetoequin22.com/crbst_15.html.

59. **Magazine1cheval**. Résistance aux antiparasitaires chez le cheval. [En ligne] [Citation : 20 Avril 2014.] http://www.1cheval.com/magazines/magazine-cheval/parasites-cheval/parasit6.htm.

60. **ANDERSEN U.V. et al**. Recent advances in diagnosing pathogenic equine gastrointestinal helminths: the challenge of prepatent detection. 2013, 13:1-9.

61. **ANDREW S. et al.** Anthelmintic resistance in important parasites of horses : does it really matter .Veterinary Parasitology, 2014,201:1-8.

62. **TRAVERSA D. et al.** Anthelmintic resistance in cyathostomin populations from horse yards in Italy,UK and Germany. Parasites Vectors , 2009.

63. **NIELSEN M.K.** Anthelmintic usage in horses. Pratique veterinaire equine, 2010.

64. **Pharmavet.** Ne négligez pas les cyathostomes. 2008, 173.

LISTE DES FIGURES

Figure 1: *Parascaris equorum* à l'état adulte [2] 13
Figure 2: Cycle parasitaire de *Pascaris equorum* 14
Figure 3: *Oxyuris Equi* à l'état adulte [8] 17
Figure 4: Cycle parasitaire d'*Oxyuris equi* 19
Figure 5: *Strongylus vulgaris* à l'état adulte [12] 22
Figure 6: Cycle parasitaire de *Strongylus vulgaris* 24
Figure 7: Thrombus dans l'artère mésentérique d'un cheval [16] 25
Figure 8: *S. edentatus* à l'état adulte [17] 27
Figure 9: Cycle parasitaire de *Strongylus edentatus* 29
Figure 10: *S.vulgaris, S.equinus, S.edentatus* adultes [19] 30
Figure 11: Cycle parasitaire de *Strongylus equinus* 31
Figure 12: Cycle parasitaire des Cyathostominés 35
Figure 13: *Strongyloides westeri* à l'état adulte [29] 38
Figure 14: Cycle évolutif de *Strongyloides westeri* 40
Figure 15: *Anoplocephala perfoliata* adulte [30] 42
Figure 16: Cycle parasitaire d'*Anoplocephala perfoliata* 45
Figure 17: Mouche adulte de *Gastérophilus sp.* [35] 48
Figure 18: Œufs de *Gasterophilus sp.* sur le membre antérieur d'un cheval [37] 49
Figure 19: Cycle évolutif de *Gastérophilus intestinalis* 51
Figure 20: Formule chimique du mébendazole [41] 53
Figure 21: Formule chimique du fenbendazole [44] 55
Figure 22: Formule chimique de la moxidectine [46] 58
Figure 23: Formule chimique de l'ivermectine [48] 61
Figure 24: Formule chimique du praziquantel [49] 63
Figure 25: Formule chimique du pyrantel (sous forme d'embonate) [51] 65
Figure 26: Formule chimique du dichlorvos [53] 67
Figure 27: Comment vermifuger son cheval [55] 72
Figure 28: Lieux d'achats des vermifuges équins par les propriétaires de chevaux 89
Figure 29: Pourcentage de personnes qui ont déjà demandés des conseils sur la vermifugation du cheval à leur pharmacien 90
Figure 30: Nombre moyen de vermifugations sur une année 91

Figure 31: Pourcentage de personnes qui tiennent à jour un calendrier de vermifugation pour leur cheval 92
Figure 32: Pourcentage de propriétaires qui ont déjà fait réaliser une coprologie à leur cheval 92
Figure 33: Délai d'action d'un vermifuge 94
Figure 34: Nombre de parasites gastro-intestinaux des chevaux connus 95
Figure 35: Critère de choix pour effectuer un traitement anthelminthique 96
Figure 36: Pensez-vous que la vermifugation doit être différente pour un cheval au pré ou en box ? 96
Figure 37: Connaissance des modalités de vermifugation des poulains, juments pleines et vieux chevaux 97
Figure 38: Question concernant quel parasite transmet le tænia au cheval 98
Figure 39: Selon vous, les tænias sont-ils plus pathogène à l'état adulte ou larvaire ? 98
Figure 40: Question sur la période d'administration d'EQUIMAX ® ou d'EQVALAN DUO ® 99
Figure 41: Les oxyures touchent essentiellement les chevaux vivant au box ou au pré ? 100

LISTE DES TABLEAUX

Tableau 1 : Principaux vermifuges pour le traitement des parasites gastro-intestinaux du cheval 70

Tableau 2: Principaux parasites gastro-intestinaux des chevaux vivant en pâture en fonction des saisons 75

Tableau 3: Principaux parasites gastro-intestinaux des chevaux vivant en box en fonction des saisons 76

Tableau 4: Fréquence des résistances au trois principales molécules sur le marché 83

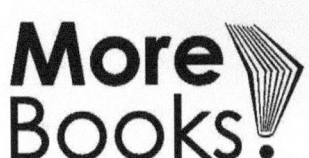
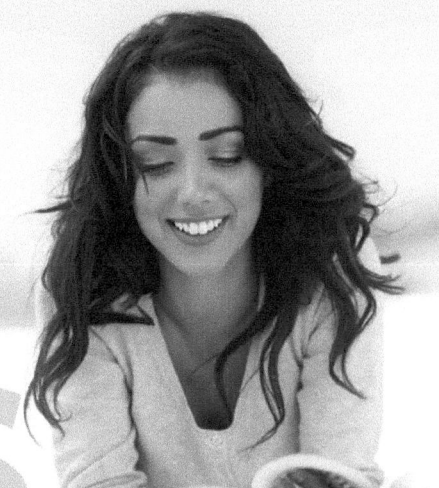

I want morebooks!

Buy your books fast and straightforward online - at one of the world's fastest growing online book stores! Environmentally sound due to Print-on-Demand technologies.

Buy your books online at
www.get-morebooks.com

Achetez vos livres en ligne, vite et bien, sur l'une des librairies en ligne les plus performantes au monde!
En protégeant nos ressources et notre environnement grâce à l'impression à la demande.

La librairie en ligne pour acheter plus vite
www.morebooks.fr

OmniScriptum Marketing DEU GmbH
Heinrich-Böcking-Str. 6-8
D - 66121 Saarbrücken
Telefax: +49 681 93 81 567-9

info@omniscriptum.com
www.omniscriptum.com

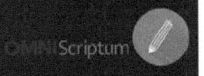

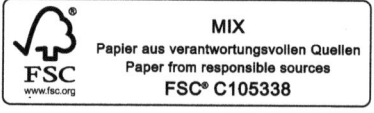

Printed by Books on Demand GmbH, Norderstedt / Germany